临床实践中的缓和医疗

原 著 [英]乔瓦尼巴蒂斯塔·泽佩泰拉

主 译 宁晓红

审 校（以姓氏笔画为序）
王秋梅 朱鸣雷 张 宁 康 琳
曾 平

译 者（以姓氏笔画为序）
石大雨 冯世兴 闫 娜 李平静
李蕴微 张罗欣 陈颖茜

 中国协和医科大学出版社

图书在版编目（CIP）数据

临床实践中的缓和医疗／（英）乔瓦尼巴蒂斯塔·泽佩泰拉著；宁晓红译. —北京：中国协和医科大学出版社，2017.4

ISBN 978 - 7 - 5679 - 0694 - 5

Ⅰ.①临… Ⅱ.①乔… ②宁… Ⅲ.①癌—诊疗 Ⅳ.①R73

中国版本图书馆 CIP 数据核字（2017）第 067755 号

Translation from English language edition：*Palliative Care in Clinical Practice* by Giovambattista Zeppetella

Copyright © 2012 Springer London

Springer London is a part of Springer Science + Business Media

All Rights Reserved

根据中国协和医科大学出版社与施普林格伦敦分公司（Springer London）的协议出版

著作权合同登记证图字：01 -2015 -4434

临床实践中的缓和医疗

原　　著：	[英] 乔瓦尼巴蒂斯塔·泽佩泰拉
主　　译：	宁晓红
责任编辑：	杨小杰

出版发行：中国协和医科大学出版社
　　　　　（北京东单三条九号　邮编100730　电话65260431）
网　　址：www.pumcp.com
经　　销：新华书店总北京发行所
印　　刷：北京建宏印刷有限公司

开　　本：	889×1194　1/32 开
印　　张：	12
字　　数：	240 千字
版　　本：	2017 年 4 月第 1 版
印　　次：	2022 年 10 月第 2 次印刷
定　　价：	35.00 元

ISBN 978 -7 -5679 -0694 -5

（凡购本书，如有缺页、倒页、脱页及其他质量问题，由本社发行部调换）

作者简介

////////////

乔瓦尼巴蒂斯塔·约翰·泽佩泰拉（Giovambattista 'John' Zeppetella），皇家全科医师学会会员，皇家内科医师学会会员。毕业于英国伦敦大学学院并获得生理学学位，1985 年获得医学资格后，于 1987 年投身于缓和医疗。他在 1993 年被任命为伦敦圣约瑟夫临终关怀医院的缓和医疗顾问，之后晋升为副主任，并兼任圣巴塞洛缪医院及伦敦 NHS 的荣誉顾问。2003 年 7 月起，Zeppetella 博士在英国黑斯廷伍德圣克莱尔临终关怀医院担任医学主任，并兼任亚历桑德菈公主 NHS 荣誉顾问。

Zeppetella 博士积极从事教育事业，为伦敦、布里斯托、卡迪夫及剑桥的大学的教育活动做出了重大贡献。他在诸多领域拥有建树，其出版的论文所涵盖的领域包括呼吸困难、服药的依从性、阿片类药物在伤口的局部应用及在肿瘤暴发痛中的应用。他也是包括《牛津缓和医学教科书》在内的数种教材中若干章节的作者，还担任数种同行评审期刊的仲裁人。

主译简介

/////////////

宁晓红，女，博士，北京协和医院老年医学科副主任医师。2002～2014年从事肿瘤内科工作。担任北京协和医学院研究生《舒缓医学》课程负责人，北京协和医学院超级课程协会安宁志愿者团队指导教师，将学生志愿者和社会志愿者服务引入北京协和医院肿瘤内科和老年医学科。专业方向为缓和医疗，摸索建立综合医院中开展缓和医疗的模式。致力于减轻患者和家属的身体、心理、灵性痛苦，同时致力于培养医学生和医务人员提供缓和医疗的能力。

兼任亚太缓和医疗协作网络（Asia Pacific Hospice palliative care Network，APHN）会员，APHN会员工作组（Membership Committee）成员，中国老年保健医学研究会缓和医疗分会副主任委员兼秘书长，中国抗癌协会癌症康复与姑息治疗委员会青年委员，中国老年学学会老年肿瘤专业委员会癌症姑息与康复分委秘书长，中国抗癌协会肿瘤心理专业委员会委员，北京抗癌协会癌症康复与姑息治疗委员会副主任委员等职务。

序

///

人的生命是一个自然的过程，如同自然中的禾稼草木，各有茂盛与衰败的时期。医者，就如同生命中的园丁，无法违反四季更迭，也无法悖于自然法则让植物强行生长。但是，却可以在顺应天理中，让每一季的花草各按时期、生长美好。

中国人一向有"五福"之说，即源自《书经·洪范》中的富贵、长寿、康宁、修好德与考终命。考终命即善终，可见华人文化中早就重视能够安详自在地离开人间，并视为一大祈求的福气。

随着医疗科技的进步与人口深度老龄化，人的寿命不断被延长，尽管罹患了重大疾病也能在机器的维持下活得更久。但是生命的价值不仅在于长度，还需在有限的时间中活出当下的美好，并且更加舒服而有尊严地离世。当疾病无法治愈时，不代表没有照护的可能，缓和医疗（palliative care）就是聚焦于减轻症状的严重程度，既非不作为而提早中止生命，更不是违背自然强行拖延生命进展，并且照顾到患者和家人"身、心、社、灵"四个层面。美国临床肿瘤医学会（ASCO）官方期刊 JCO 在 2015 年一篇文章 "Palliative Care：Is It Makes a Difference，Why Wait？"证实尽早实施缓和医疗，能够显著地改善病人的生活质量与存活期，也显著地降低家属的忧郁情绪。

这本手册的出版，是临床实务上"做中学"的重要工具。尽管书中一些资料引用是来自缓和医疗发源地的英国，但也可以成为我们的思考和借鉴。简练的内容，始于阐述缓和医疗的背景与原则，让阅读者具备基础概念后，能在后续篇章学习由缓和医疗精神发展出的全人照顾（holistic care）。

在背景和原则介绍之后，最先讲述的实务技巧是沟通和告知坏消息，由此可知其重要性。沟通技巧是末期照顾中相当重要的一环，反之，若医病沟通不良，则再好的技术和设备都难以弥补已经造成的治疗不信任或依从。2014 年 9 月初，美国国家科学院（NAS）医学研究所（IOM）发表了一份报告指出，癌症医师缺乏照顾病人的核心能力，不愿告知病人有关病情的坏消息、无法与病人充分沟通，且不知道应该适时转介安宁疗护以减少病人的不舒服，致使病人无法得到最适当的医疗。

这本书中所提及的内容，并没有只针对癌病患者，而是包含了生命后期需要缓和医疗的所有人。因为随着体弱与疾病进展，在许多慢性疾病的后期，出现的症状与严重程度是与癌病相当的，却鲜少被大家所关注。为此，缓和医疗就是一个提供整合性症状缓解的"加油站"。

第四章开始，本书以结构性和简练的方式介绍常见的症状与急症处理。从定义、发生率、如何评估及不同角度的治疗方式，涵盖了药物、非药物及心理方面的治疗，着实符合世界卫生组织对缓和医疗定义中所提及的"通过早期辨识及准确评估来处理疼痛及生理、社会心理及灵性的问题"。书中的最后一章也讲解了常用的处方及使用原则，让我们看到，缓和医疗并非一般民众所认为是"放弃""不作为"，反之，是相当积极处理一切不适的症状，有效地提升病人的生活质量。

本书的另一大重点，不仅加入了常被忽略的伦理问题，更探讨了近期相当被广泛讨论的预立照顾计划，这是病人自主权往前迈进的一大表征。生命中不可预知的下一秒往往令人措手不及，因此，"我想要如何被照顾、我希望如何走完最后一程"是现代人不论老少都应该思考的问题，也是可以提早思考与公开讨论的问题。如此，到了生命的关键时刻，能够减少病患本身不必要的受苦，也降低家属间为了医疗抉择可能产生的心理折磨与彼此关系紧张，真正体现了活者心安、逝者善终的福气。

本书内容是20世纪每一位医疗工作人员都应具备的。因为2014年的世界卫生组织大会无异议地宣布一项指标性的决议，要求各会员国加强缓和医疗，并将之视为连续性照顾中整体医疗的一部分。缓和医疗应该融入主流医学之中，成为无形中的理念态度。最重要的是，除了参考国外研究资料，更应该建立属于自己的实证资料，发展符合我们文化风情的方式，让缓和医疗华人化与时代化。

赖允亮

亚太安宁医学会前理事长、现任咨询委员

台湾安宁缓和医学会创会理事长

台湾首座安宁疗护教育示范中心创始主任

马偕纪念医院教授

介 绍

////////

> 医生为着他们全然不知的人体，开着略知一二的药方，治着知之甚浅的疾病。
>
> ——伏尔泰

对我而言，有一点一直很重要：作为临床医生，我们通过对治疗、疾病及人体的更深入的了解，我们应该可以挑战伏尔泰的这个观点了。我一直非常荣幸能够成为缓和医疗这个相对年轻的专业的一部分，并被缓和医疗运动的先驱者们教导，知道缓和医疗培训和教育的重要性。看到我之前培训过的同事在自己的领域有所建树并进一步完善缓和医疗这一领域，我感到无上自豪和满足。

我最初的职业目标是普通医疗，但职业培训期间在位于伦敦的圣约瑟夫临终关怀医院的一次社区缓和医疗岗位的经历让我的想法有所改变。在我专业生涯中，我依然继续从事着社区缓和医疗。时过境迁，社会和医疗系统越来越繁琐，并且时常各自为政，这对病人、护理人员和医疗专业人士都是一种挑战，能够在患者自己家里为他们提供末期照顾依然能给我带来很大的职业满足。

我写下这篇配套指南是为社区医疗专业人士能够有所借鉴。这些都是我在成长中无比幸运而获得的宝贵经历。接受专业培训的临床医师同样能够在其中有所收获。本书着重关注癌症病人问题，通过借鉴教科书及最新的指南，我尽力让我的文字能够反映最新的研究成果。鉴于互联网的广泛应用，我在文中也引用了网站的地址。我希望我写下的这些内容能够帮助临床医师，把患者痛苦的时光变得安宁一些。

乔瓦尼巴蒂斯塔·泽佩泰拉

2011 年

鸣 谢

我要感谢在过去 20 年中，我在伦敦圣约瑟夫临终关怀医院和黑斯廷伍德圣克莱尔临终关怀医院的朋友和同事们的支持和帮助。尤其是 BLB，你在我写下这篇配套指南其间的支持和鼓励，我感之不尽。

特别要感谢 MDR，你是我最亲近的同事和朋友，同时还要感谢我的两个可爱的女儿：伊丽莎白和克劳迪娅。

最后也是最重要的，我要感谢我有幸管过的所有病人。他们和他们的至亲多年来一直在教导我、指引我，告诉我何事可为，更重要的是何事不可为。

目 录

////////

第五章　缓和医疗中的急症………………204

第一章 缓和医疗简介

■ 缓和医疗的定义

缓和医疗（来源于拉丁语 palliare，意为"遮蔽"）指的是聚焦于减轻疾病症状的严重程度，而非治愈或中止、延缓甚至逆转疾病本身进展的一切医学关怀或治疗手段。文献里有很多关于缓和医疗的定义，最近世界卫生组织对其的定义[1]是这样描述的：……一种通过早期识别及准确评估和处理疼痛和其他生理、社会心理、灵性的问题，来提高患有威胁生命疾病的患者及其家属生活质量的方法。

总之，缓和医疗的目标在于为患有严重、复杂疾病的患者预防和缓解痛苦，并提高他们的生活质量（表1-1）。缓和医疗要想成功，要求对患者方方面面的痛苦加以重视，这就需要一个多学科参与的团队来完成（图1-1）。

表 1-1　缓和医疗的内容

缓和医疗的内容
● 症状控制
● 有效的沟通
● 康复
● 教育
● 研究

（资料源于 Mount et al[2]，经 John Wiley 和 Sons 允许复制）

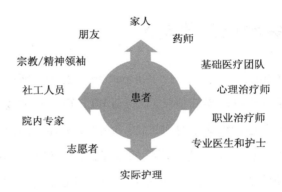

图 1-1　缓和医疗的多学科团队
（引自 O'Neill and Rodway[3]）

缓和医疗的原则

缓和医疗的原则和任何好的临床实践的原则是一致的，包括以下几个方面：

● 关怀的态度：一种关切的、乐于奉献的态度，尊重人的个性，文化层面的考虑，赞同，对于缓和医疗场所的选择

●沟通：医疗专业人员之间的沟通及与患者、家属的沟通

●缓和医疗本身：与疾病的阶段相适合，全面的、多专业合作的，一贯的高标准，相互协作的，连续的，危机预防，照料者支持及持续的再评估[4]

●预立照顾计划：不断评估，多学科的会议，金标准框架（gold standards framework，GSF），患者希望得到的照护（preferred priorities for care，PPC），利物浦照护路径（liverpool care pathway，LCP）

缓和医疗的模式

在定义和实施缓和医疗模式时，对以下几个概念加以区分非常重要：

●缓和医疗原则：适用于所有需要它的患者，与该患者所患疾病的具体种类无关（表 1-2）

表 1-2 缓和医疗原则

缓和医疗的原则
●珍视生命
●认为死亡是正常的过程
●既不加速也不延缓死亡
●减轻疼痛和其他痛苦的症状
●关注心理和灵性的需求
●提供一个支持系统以帮助患者在死亡前尽可能地积极地生活
●提供一个支持系统以帮助家属应对患者整个疾病过程以及他们在丧亲后的悲伤

（资料源于 WHO[1]）

●缓和医疗技术或治疗：包括可被用来缓解症状和减轻痛苦的内科及外科方法（如置入支架、穿刺引流、骨折的内固定及放疗）

●专业的缓和医疗（见下文）[5]

缓和医疗实施的类别

其通常由两类医疗及社会工作人员承担，一类是在患者家中或医院中为患者及其照顾者提供每日照料的普通照顾人员，另一类则是缓和医疗的专业人士。

缓和医疗普通照顾人员

包括在初级、二级、三级、社会性照料的执业者及志愿者，他们中的大多数是各自专业领域中的专家。他们通常会评估并且处理每位患者及其家属在生理、心理、社会、灵性及信息方面的需求，用他们有限的缓和医疗的知识、技巧和技能满足患者及家属的需求。普通照料人员还应知道何时及如何来寻求专业的缓和医疗专业人员的帮助。

缓和医疗专业人员

缓和医疗专业是指专门在此领域工作的执业者。专业缓和医疗服务通常由多专业的团队提供，如缓和医疗会诊、专业缓和医疗护士，其他领域的专家如物理治疗师、职业治疗师、营养师、药师、社会工作者及提供精神及心理支持的人员。服务的内容应当与当地的风俗及需求一致。在英国，缓和医疗是在如下的医疗机构中开展（表 1-3）[6]：

表 1-3 英国的缓和医疗服务状况（2011 年）

服务项目	数量
住院病房	217
床位	3194
日间照料中心	279
居家照顾团队	308
医院支持团队	345
居家临终关怀	105

（资料源于 Help the Hospices [6]）

●临终关怀病房及缓和医疗住院服务：患者在病程早期可能被收入院进行短期的加强照顾，随后进行持续支持治疗。其目的可能是治疗后康复或控制症状。患者也可能在疾病的最后阶段被送入临终关怀病房。一般来说，患者的住院时间都比较短（10～14 天），然后回到自己家中或其他照顾机构

●社区团队：许多患者想在自己的家中被照顾。这样的需求可以由社区缓和医疗团队完成，他们提供专业的照顾，包括疼痛和症状控制的建议、床旁护理、实操的建议和情感支持。通过社区护士、患者的全科医生或家庭医生可以联系到这样的团队。"玛丽·居里夫人（临终关怀社区护理组织）"护士为居家的癌症患者提供床旁的、全天候的护理。全英国都可以找到这样的护士，社区护士可以要求他们提供支持。临终关怀病房和缓和医疗服务机构也会为社区照护者提供支持；其支持形式可以是通过一个支持信息小组或是提供一对一的帮助

●医院团队：这些团队与外科大夫、内科大夫、护士和其他健康、社会关怀专业人士合作。他们的作用是通过在疼痛和症状控制方面提供教育、培训和专业咨询来支持医务人员。他们也会直接地向患者及照护者提供情感支持，还会在患者出院计划、转诊到其他机构（如临终关怀机构、社区医院、居家照顾）等方面给医务人员提供建议。提供这些服务的团队有时被称为医院缓和医疗团队、麦克米伦支持团队或症状控制团队。在某些医院会有一个完整团队，包括医生、护士、社工和牧师，而在其他一些医院则由一名护士包揽整个团队的角色

●日间照料中心：这种机构可以让患者不用住院就可以享受到临终关怀，居住在自己家中就可以获得照顾并满足包括医疗、护理、康复、创新疗法及辅助疗法在内的各种需求

●居家临终关怀：这项服务通常由一个多专业的团队提供，他们允许患者在自己家中接受临终关怀，这可以是终末期或短期照顾，也可以是一个危机时段的照顾。有些团队提供 24 小时照顾

临终关怀和缓和医疗曾一度是专门为不可治愈的癌症患者提供的，然而，它正越来越多地为非癌症患者提供帮助。此外，虽然有 1/3 的人会罹患癌症，1/4 的人会因肿瘤死亡，3/4 的人是死于肿瘤以外的其他原因。许多因进展性的、危及生命的疾病最终达到终末阶段的患者可以从缓和医疗中受益，如心力衰竭、慢性阻塞性肺疾病和一些神经系统的疾病，如多发性硬化、运动神经元病、各种痴呆和获得性免疫缺陷综合征（AIDS）。

　　最大的挑战之一是何时开始对患者进行缓和医疗。从积极治疗到缓和医疗的转折点是不清晰的，在一些非癌症性疾病尤其如此，因为不确定的疾病发展过程使得决定何时停止积极治疗并且采取纯粹的缓和医疗困难重重（图 1-2）。即使对于癌症患者，采用诸如姑息行为功能评分和姑息预后指数等辅助工具，预后也难准确判断[8]。通常的趋势是高估预后从而低估了缓和医疗计划。这些不确定性不但影响患者而且影响照顾者，诸如"我还能活多久？"这样的问题会使临床医生感到措手不及，不知如何回答（表 1-4）[9]。

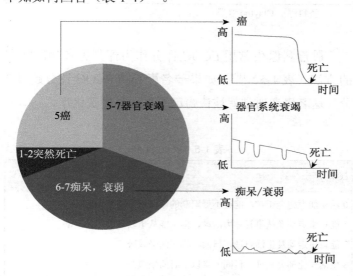

图 1-2　三种临终衰退的轨迹

　　每种情况的例数是一位家庭医生一年遇到的例数，疾病的病程包括肿瘤、脏器衰竭、老年、衰弱、痴呆及老化（经 Thomas 允许复制[7]，©2006，经 John Wiley 和 Sons 允许复制）

表 1-4   关于预后的沟通

关于预后的沟通
● 阐明不确定性
● 提供一个现实的时间表
● 提供现实的希望，帮助患者完成对其重要的事
● 提醒重视家庭关系和事务
● 准备好回答关于死亡的问题
● 提供持续的支持和咨询
● 再次保证照顾的连续性

（资料源于 Clayton 等[9]）

肿瘤科医生常用 ECOG 评分作为评判患者功能状态的方法（表 1-5）[10]。如果一名患者的 ECOG 评分超过 2 分，这名患者通常就被认为已不再适合接受化疗。

表 1-5   ECOG 评分

ECOG 评分
0 活动能力完全正常，能够不受限制的做任何事情
1 能自由走动及从事轻体力活动，但不能从事较重的体力活动
2 能自由走动及生活自理，日间一半时间坐或卧
3 生活仅能部分自理，日间一半以上时间坐或卧
4 完全失能，生活完全不能自理，全部时间坐或卧

（数据资料 Oken 等[10]）

支持治疗

支持治疗是常常与缓和医疗同时被提及的一个词，它帮助患者及其家庭应对从诊断之前，到诊断治疗的全过程、治愈、疾病持续存在，最终到死亡及居丧整个过程所面临的状况（表 1-6）[11]。支持治疗帮助患者使治疗的受益最大化，使患者在疾病的状态下生活质量尽可能地提高。它与疾病的诊断和治疗同等重要。

表 1-6　支持治疗

支持治疗
● 自我救助和支持
● 用户参与
● 提供信息
● 心理支持
● 症状控制
● 康复
● 替代治疗
● 灵性支持
● 缓和医疗
● 终末期和哀伤照顾

（资料源于 National Institute of Clinical Excellence[11]）

支持治疗包含了癌症患者及其照顾者所需要的普通的和专业的服务。因此，它不是一个单独的专业，而是所有提供照顾的健康和社会关怀专业人员的共同责任。

它需要从基本技能到高度专业的专家经验等一系列技能。开放的和富有敏感性的沟通是支持治疗的重要组成部分，为确保患者顺利地在医疗关怀机构之间转介，团队和机构之间及内部的良好合作也是非常重要的[11]。

缓和医疗的障碍

一些患有晚期疾病的患者没能接受缓和医疗。如果存在复杂的症状控制或社会心理问题，缓和医疗就显得尤为重要。接受合适的缓和医疗的障碍可能与医生、患者或某些社会因素相关（表1-7）[5]。

在一些情况下，某些患者可能因为在疾病很晚期的时候才被转诊而无法从缓和医疗中获益，从而对他们的生命终末期照顾产生了不利影响。如果存在或有可预见的、复杂的症状控制或社会心理问题，那么应该考虑由专业的缓和医疗服务提供咨询或介入。

表1-7　缓和医疗的障碍

缓和医疗的障碍	
医生	转诊时机晚：
	●预后不良
	●缺乏关于临终问题的沟通技巧
	不情愿转诊：
	●不理解或不相信缓和医疗
	●控制权或收入的损失
	●缺乏临终关怀的统一标准

续表

缓和医疗的障碍	
患者	相信预后比告知的要好
	对疾病治疗反应不现实的期望
	与家人在治疗选择方面存在分歧
	缺乏预先医疗计划
社会因素	少数民族，语言障碍
	来自农村
	贫困或社会地位低下
其他因素	发展中国家的高成本护理、治疗和药物
	发展中国家政府对医疗补助的缺乏
	发展中国家没有对临终关怀医生收入的保障
	法律和规定限制或禁止使用阿片类镇痛药

（资料源于 Doyle and Woodruff [5]）

■ 参考文献

[1] World Health Organization. WHO definition of palliative care. www.who.int/cancer/palliative/definition/en. Last accessed 27 Nov 2011.

[2] Mount B, Hanks G, McGoldrick L. The principles of palliative care. In: Fallon M, Hanks G, editors. ABC of palliative care. 2nd ed. Oxford: Blackwell Publishing; 2006. p.1–3.

[3] O'Neill B, Rodway A. ABC of palliative care: care in the community. BMJ. 1998; 316:373–7.

[4] International Association for Hospice and Palliative Care. Manual of palliative care. Available at: www.hospicecare.com/manual/principles-main.htmI#PRINCIPLES. Last accessed 27 Nov 2011.

[5] Doyle D, Woodruff R. The IAHPC manual of palliative care. 2nd ed. Houston: IAHPC Press; 2008. Available at: www.hospicecare. com/manual/IAHPCmanual.htm. Last accessed 27 Nov 2011.

[6] Help The Hospices. About hospice care: facts and figures. 2011. www.helpthehospices.org.uk/our-services/information-service. Last accessed 27 Nov 2011 .

[7] Thomas K. Community palliative care. In: Fallon M, Hanks G, editors. ABC of palliative care. 2nd ed. London: BMJ Books, Blackwell Publishing; 2006. p.68–73.

[8] Glare PA, Sinclair CT. Palliative medicine review: prognostication. J Palliat Med. 2008; 11:84–103.

[9] Clayton JM, Hancock KM, Butow PN, et al. Clinical practice guidelines for communicating prognosis and end-of-life issues with adults in the advanced stages of a life-limiting illness, and their caregivers. Med J Aust. 2007; 186:S77–108.

[10] Oken MM, Creech RH, Tormey DC, et al. Toxicity and response criteria of the Eastern Cooperative Oncology Group. Am J Clin Oncol. 1982; 5:649–55.

[11] National Institute for Clinical Excellence. Improving supportive and palliative care for adults with cancer. London: NICE; 2004.

第二章 沟通技巧

缺乏良好的沟通就不可能达到有效的症状控制。而且很多医患关系的成功有赖于我们有效沟通的能力。有效的沟通意味着向对方清晰地传达信息，也意味着明白地接收对方传递过来的信息。实际上，只有信息传递者和接收者在沟通之后都能清楚地理解同一个信息时，这次沟通才能算是成功的（表 2-1）。

医生必须具有良好的沟通能力才能诊断和治疗疾病、建立和维持治疗关系并提供信息和进行教育。良好的沟通可以造就良好的工作关系，增加患者的满意度，使患者更加了解自己的病情及治疗，提高患者对治疗的依从性。良好的沟通还可以提高员工对自己工作的满意度，并降低工作带来的压力。在缓和医疗中，对待活动性、进展性及非常晚期的患者时，常常需要进行非常重要也往往是非常困难的讨论（表 2-2）[1]。

有效沟通的要求

有效沟通要求所传递的信息是：
- 清晰
- 简明

- 正确
- 完整

表 2-1　良好沟通的几个窍门

良好沟通的几个窍门
●沟通时要考虑以下几个问题：正确的地点，充足的时间，不被打断，私密性
●恰当地自我介绍和寒暄
●表示相互尊重
●采取积极的倾听
●表达共情
●承认患者的感受
●互相留有空间
●保持适当的眼神交流
●采用患者能够听懂的语言并且避免医学或者技术性强的术语
●"重复"有助于患者理解和记住传递给他们的信息
●一次不要给予太多的信息，只给予对方需要的
●开放性的、焦点性问题能够鼓励患者发言
●沉默可以让患者重整他们的思路
●训练能够提高你的沟通技巧

表 2-2　困难讨论的几个实例

困难讨论的几个实例
●告知坏消息
●针对目前疾病的进一步治疗
●关于预后
●进入临终关怀
●人工营养
●人工水化
●药物的使用，如抗生素
●关于"不抢救"的决定

（资料源于 Doyle and Woodruff[1]）

言语和非言语的交流应该是一致的。有研究表明，在沟通所产生的所有信息量中，文字只占到 7%，语气占 38%，肢体语言占 55%[2]。一致性指的是文字、声音的语调和肢体语言传递着同样信息。肢体语言更能表达一个人所要表达的意思。对于不一致的信息，或是不一致的沟通，肢体语言和语调可能比文字更能准确表达出所要表达的情感和含义。

需要知道的是：在沟通的过程中，作为医疗专业人员，我们有自己的日常工作安排、信仰和价值观，这些会影响我们对其他人的回应和行动的方式。可能需要我们传递给患者和他们的家庭的是：你们很重要，我们的目的是要帮助你们。有很多方法可以帮助我们达到这一目的[3]，整个过程应该是舒服的、自然的。这一过程重要的几点包括：

- 热情
- 智慧
- 共情
- 接纳
- 尊重
- 尊严
- 信任
- 关注
- 信仰和价值
- 谦恭的
- 建设性的

在回应患者的时候，建议避免以下做法：

- 表现出惊讶、不耐烦或厌恶
- 表现出过分关注
- 道德评判、批评、焦躁
- 处于防御状态或卷入争论
- 作不适当的承诺、奉承或过分赞美
- 讲一些自身的困难
- 讲得太快、太重复或太长时间

言语沟通

言语沟通指的是采用口头文字澄清、放大、肯定、对比或反驳其他语言或非语言的信息。言语沟通的要素内容包括语音、单词、演讲技巧和语言种类（表 2-3）。

表 2-3　言语沟通技巧

言语沟通技巧
● 让患者讲
● 保持问题的简明、简单
● 采用患者可以理解的语言，避免使用缩略语或临床术语
● 每次只问一个问题，给患者回答的时间
● 澄清患者对问题的回应，并让他们知道你在倾听并且理解他们的意思
● 避免引导性问题
● 避免提出"怎么做到的"或"为什么"这类问题，这些问题让患者觉得受到胁迫
● 避免使用陈词滥调，如"别着急，一切都会好起来的""你的医生知道什么是最好的"
● 避免提出只需要用"是"或"不是"就可以回答的问题，因为沟通的目的在于鼓励患者谈话
● 不要打断患者

倾听

沟通需要的一个技巧就是倾听。倾听不只是"听到"对方在说什么，还试图去理解讲话者的话语后面隐藏的意思。因此，有效的倾听需要持续坚定地将注意力集中于讲话者（表2-4）。

表2-4 积极的倾听

积极的倾听
● 保持与讲话者的目光交流
● 停止讲话，避免打断
● 采取坐/站的姿势，保持这个姿势以体现你在注意倾听
● 点头以表明你听明白了
● 轻微向讲话者倾斜，以表达你对他讲的内容非常感兴趣
● 通过重复某些信息和提问澄清来确保你理解了对方的意思

开放性问题

开放性问题可以以任何方式回答，不会指引回应者或要求他或她在一个特定的范围内做出选择。这种方法可以有效发现患者正在经历什么，从而为患者提供适合的支持系统。与开放性问题不同，指引性问题（限于预定的答案）、封闭性问题（患者只需回答"是"或"不是"）、引导性问题（把词送到患者口中）或一连串的问题（不等患者回答便抛出多个连续的问题）则不那么有帮助。例如：

●"你感觉怎么样？"vs"我觉得经过治疗你一定累了。"

●"跟我说说你和你父母的关系吧"vs"你和你父母关系好吗？"

●"对于你的病情，最困扰你的是什么？"vs"你是在担心你的病情正在变坏吗？"

●"关于这个病，你觉得最困难的是什么？"vs"你肯定觉得这个病挺困难的吧？"

■ 沉默

沉默是促进患者和医生谈话的一个技巧。如果患者正在陈述，不要抢话，等待患者自行停止讲话再进行回复，这是一个简单但常常被忽视的准则，否则会给患者没有被聆听的感觉。沉默还有别的含义。通常在他／她的情感过于强烈无法用语言表达的时候会陷入沉默。因此，沉默表示患者正在思考或感受到了某种重要的东西，而不是他／她停止了思考。如果你需要打破沉默，一个比较好的方式是说："您刚刚在想什么呢？"或"是什么让您停下了？"沉默的同时也给医生时间去思考和总结刚刚说过的话。

■ 非言语沟通

非言语沟通是指通过手势、肢体语言或姿势、面部表情和目光接触来进行交流的过程（表2-5）[4]。演讲也可以包括非言语因素，如语调、情绪、演说方式及韵律、声调和重音等。其他一些技巧包括：

●感谢／易化

- 鼓励
- 抓住线索
- 回应
- 澄清
- 共情

表 2-5 运用姿势进行沟通

运用姿势进行沟通	
● S	与患者呈直角坐位
● O	对患者开放
● L	微向患者倾斜
● E	与患者目光交流
● R	放松

（资料源于 Egan[4]）

有效沟通的障碍

不良的沟通和信息提供是投诉最常见的原因。这可能由多种因素导致，其中既有来自患者的也有来自医护人员的原因（表 2-6）。

认识到这些障碍是实现有效沟通的第一步（表 2-7）。同时也需牢记人与人之间的距离就是其生活背景、教育、宗教信仰和党派历史及双方的理解程度的差异。

有效沟通，无论是言语的或是非言语的，均是任何全科或专科医生行医策略中的重要组成部分。"先寻求理解，再寻求被理解"[5]。了解患者的恐惧、期望、希望，并关注它们"来自于哪里"。只有对于面临的问题取得共识后才可能与患者和家属探索出一个双方认同的解决方案。

表 2-6　不良沟通的原因

不良沟通的原因	
患者	语言障碍
医生	害怕变得沮丧 / 情绪化
	疲惫 / 虚弱
	觉得是个负担 / 太浪费时间
	感觉太忙或对此不感兴趣
	语言障碍
	不知道该说什么
	害怕应对强烈的情绪
	知道的不够多

表 2-7　良好沟通的障碍

良好沟通的障碍
● 缺乏时间
● 缺乏私密性
● 不确定性
● 尴尬
● 合谋
● 维持希望
● 愤怒
● 否认

参考文献

[1] Doyle D, Woodruff R. The IAHPC manual of palliative care. 2nd ed. Houston: IAHPC Press; 2008. Available at: www.hospicecare. com/manual/IAHPCmanual.htm. Last accessed 27 Nov 2011.

[2] Mehrabian A. Silent messages: implicit communication of emotions and attitudes. Belmont: Wadsworth; 1981.

[3] Oken MM, Creech RH, Tormey DC, et al. Toxicity and response criteria of the Eastern Cooperative Oncology Group. Am J Clin Oncol. 1982; 5:649–55.

[4] Egan G. The skilled helper: a problem-management and opportunity-development approach to helping. 9th ed. Pacific Grove: Thomson Brooks/Cole; 2007.

[5] Covey SR. The seven habits of highly effective people. New York: Fireside Books, Simon & Schuster; 1990.

第三章 告知坏消息

坏消息是指任何使患者对其未来预期发生严重的、负向性改变的消息。我们应该尽可能慎重地传达坏消息，帮助患者及其家人理解当下情况，给予他们支持，尽可能地降低产生巨大痛苦和持续否认心理的风险。

坏消息告知是对我们职业技能进行全面挑战的一个试验场。如果我们做得不好，患者及其家属永远不会原谅我们；但若我们做好了，他们永远不会忘记我们[1]。

坏消息包括疾病复发、疾病扩散、治疗不能阻挡疾病的进展、出现不可逆转的不良反应、提及关于缓和医疗或抢救的相关问题。坏消息告知的原则适用于各种情况，包括告知家属相关信息，但需要注意的是：对于任何一位有完全民事能力的成年人，任何消息均需经过患者本人许可才可告知其家属（译者注：这是英国法律所规定的内容）。

患者通常对接受坏消息的过程有深刻的印象，并且这种负性经历会对焦虑和抑郁情绪产生持续的影响。如果处理得当，告知坏消息的过程会使患者对自己疾病的接受程度更好，且加深医患之间的感情。然而，由于担心告知坏消息会对患者产生更多的伤害或者因"坏消息"而受到怪罪，医生并不喜欢告知坏消息。他们会感觉到辜负了患者，让患者感觉到无助和尴尬。医生有效告知坏消息的能力受多个因素的影响，包括耗竭和疲惫、个人困难、行为信念、主观态度及以往的临床经验。

坏消息告知的步骤

坏消息告知做得好的关键是确保患者从"认为他们状况很好"到认识到"他们患有危及生命或为生活带来重大改变的疾病"的转换是平顺的。如果消息来得太突然，患者从心理上可能很难以适应。而且，你通常不需要告诉他们什么，如果你允许的话，他们会主动向你倾诉。事实上，患者非常感激你的关注和共情，流露出来的情感对于他们而言是治疗性而不是伤害性。有几个坏消息告知的方法可能对你有帮助（表 3-1 和表 3-2）。

表 3-1 坏消息告知的十个步骤

坏消息告知的十个步骤
1. 准备
2. 患者已经知道了多少？
3. 还有什么想知道的吗？
4. 允许拒绝
5. 警示性提醒（译者注：打"预防针"）
6. 解释
7. 倾听患者关心的话题
8. 交换感受
9. 总结并制定计划
10. 关于下次见面的安排

（资料源于 Kaye[2]）

表 3-2 告知坏消息——给临床人员的建议

步骤	注意事项
自己做好准备	熟悉患者的背景、医疗相关病史、检验结果及下一步处理/治疗方案
	在脑海中预演整个告知过程，包括可能提出的问题和可能的反应等
	安排一位同事，如患者的主管护士或专科护士与您一起
	家属可以在场，但需尊重患者的意愿
准备好相应的环境	准备一个私密空间
	不要站在患者面前，坐下来，这会使患者更加放松，也会使您看起来不显匆忙。如果您刚给患者做完查体，给他/她足够的时间把衣服整理好
	关闭你的手机或让同事替你管理
让患者做好准备	评估患者对自己病情的了解程度，如"您能跟我说一下您对自己的病情了解多少吗？"
	尽管有些患者想要了解其疾病和诊断的细节，但有一些患者并不愿意知道，他们的愿望都应该受到尊重并恰当地处理。千万不要强加给患者信息
提供信息	从患者的理解程度、使用患者的词汇开始谈话
	用非专业性的语言，如用"扩散"而非"转移"
	不要过分直率，这会让患者感觉被隔离感，之后会发展为愤怒
	先定一下调子，"恐怕我有一些坏消息要告诉您"
	分小段地告知信息，且要时常停下来，确保患者完全理解。"这个您能明白吗？"或"您还需要我进一步解释吗？"
	如果预后不好的话，避免使用这些句子如"我们已经没有什么可以做的了"，因为治疗目标将变为控制疼痛和缓解症状

续表

步骤	注意事项
给予支持	识别并承认患者经历的情感。当患者沉默的时候，运用开放性的问题，问他／她感觉怎么样或在想什么。这会帮助他们清楚地说出自己的情绪。可以说"你现在感觉怎么样？"而不要说"我知道你的感觉"。即使你有过对此疾病或情境的个人体验，你也不能知道当事人当时的感受可以通过"我想我能够理解您现在的感受"的话来表达你的共情 给患者足够的时间来表达他们的情感，也让他们知道你能体会和承认他们的情绪 除非很好地解决了患者的情绪，否则医生和患者难以对其他重要的事情进行进一步的讨论。需要记住：这是患者的危机但不是你的，你要做的是倾听
提供计划	提供针对未来的一个清晰的计划，包括治疗选择或处理计划 为此次未出席的家庭成员安排见面和谈话的机会
会谈结束后	对整个会谈做一个清晰的记录，包括说过的话、讨论过的方案及未来的计划，确保谈话中的各种细节能够被多学科团队包括全科医生及家庭医生所了解

（得到临终关怀和缓和医疗专家全国委员会许可[3]）

在告知坏消息后，可能会出现难以处理的反应，如沉默、愤怒和拒绝等。医务人员在告知坏消息后陪伴患者并给予他／她支持和让他们有表达自身想法的机会是非常重要的。进一步随访以确保患者已经充分领悟和接受了这个信息也是非常必要的。同时，通过文档记录下告知患者的内容及随访的安排也是非常重要的。

处理不切实际的愿望

无论什么时候都需要告知患者真实的情况，因为诚实会加强医患之间的关系，而且会改善医患间的合作，提高患者应对疾病进展的能力。重要的信息需要以机智的方式传递出来，在承认和发掘患者情感的基础上支持患者，信息的传递是随着患者的节奏进行，医生应当加强而非削弱患者对如此情境的应对策略。

从照顾者和医护人员那里经常听到的一个反应是"不能夺走患者的希望"。值得考虑的是，这句话恐怕是更多地让医疗人员减少不适而非保护患者。而且，很多患有晚期疾病的患者及他们的看护者都希望知道事实，知道自己预后的患者情感痛苦的发生率更低、健康相关的生活质量更高[4]。麻木的或无效的实情告知可能与麻木的谎言一样，只能对患者造成伤害和与目标相反的反应。

坏消息的最大的特点在于它是不好的事情。它可能会使患者的希望和梦想幻灭。坏消息告知是一项很艰巨的任务，需要熟练的言语和非言语技巧。通过仔细地计划、准备、支持和随访，我们能够减少此事对患者及其家属的打击，并帮助他们更好地应对消息后续的反应。最后，不能因为我们的害怕、疑虑、误解或训练不足让情况变得更糟。

参考文献

[1] Buckman R, Kason Y. How to break bad news: a guide for

health care professionals. Baltimore: Johns Hopkins University Press; 1992.

[2] Kaye P. Breaking bad news. Northampton: EPL Publications; 1996.

[3] Kational Council for Hospice and Specialist Palliative Care Services. Regional Guidelines on Breaking Bad News. Published by Department of Health, Social Services & Public Safety, Belfast Last accessed 16 April 2012 http://www.dhsspsni.gov.uk/breaking_bad_news.pdf.

[4] Yun YH, Kwon YC, Lee MK, et al. Experiences and attitudes of patients with terminal cancer and their family caregivers towards the discussion of terminal illness. J Clin Oncol. 2010; 28:1950-7.

第四章　症状控制

症状是患者对由疾病本身或治疗而引起的异常生理变化所产生的感知。鉴于症状是随时间动态变化的，对于症状的处理是缓和医疗的核心。对于症状产生的潜在机制或原因的正确诊断、治疗方案个体化及尽可能地处理简单化是非常重要的（表4-1）。

表 4-1　症状控制的原则

症状控制的原则	
评估	总是要评估症状的原因
说明	关于症状的发生机制，治疗选择以及家庭如何参与给出清晰的说明
个体化治疗	应该有患者决定治疗的倾向性，与患者共同设定关于症状控制的现实目标
监测	需要经常地监测症状控制的情况，以确保药物剂量合适，避免药物不良反应或将不良反应最小化，从而达到治疗目标

■ 接受缓和医疗的患者的症状发生率

在一项关于400例被转诊到缓和医疗机构的病例的

回顾性研究中，最常见的 5 个症状是疼痛、厌食、便秘、乏力及呼吸困难，平均表现出高达 27 种不同的症状（表4-2）[1]。症状复杂的本质和主观性及个人对其感知、评估和反应的巨大差异性提示这些问题的管理必须是多层面的和个体化的。

表 4-2　转诊进入缓和医疗的患者各种症状的发生率

症状	总数（n=400）	临终关怀（n=100）	社区（n=100）	医院（n=100）	门诊（n=100）
疼痛	64	62	56	63	75
恶病质 *	34	58	56	6	17
便秘 *	32	52	35	22	17
虚弱	32	41	73	5	10
呼吸困难 *	31	50	41	18	13
恶心	29	37	34	25	18
神经、精神	27	39	28	28	11
乏力	23	24	42	7	18
体重下降	18	17	46	3	10
心情低落	16	10	27	10	15
呕吐	16	24	5	22	13
口干	16	31	26	2	5
咳嗽	15	30	18	8	5
皮肤问题	14	35	16	0	7
泌尿系症状	14	19	29	2	5

症状	总数 （n=400）	临终关怀 （n=100）	社区 （n=100）	医院 （n=100）	门诊 （n=100）
焦虑	13	15	17	7	13
水肿	12	18	14	3	13
睡眠问题	12	22	24	0	2
稀便	10	10	17	5	6
消化不良	8	14	8	3	5
麻木 / 刺痛	8	9	18	1	5
吞咽困难	7	11	8	3	5
出血	6	4	7	9	5
早饱	4	1	12	3	0
出汗	3	5	2	0	4
呃逆	2	0	6	1	0
味觉改变	2	1	6	0	0

* 各组之间症状发生率差异有统计学意义：$P<0.001$（资料源于 Potter 等[1]。经 SAGE 同意复制使用）

■ 症状评估和管理

每个患者都有权获得症状的评估和管理，包括：

- 个体化的方法
- 全面的评估

- 有效的沟通
- 教育和确认
- 鼓励参与
- 全面的再评估

症状的评估在临床实践中应该是系统、定期提供的，同时也有许多合适的评估工具[2]。癌症本身并不是症状产生的直接原因，因此一个有效的评估症状的流程应考虑到与以下几方面有关的因素：

- 疾病
- 治疗
- 虚弱
- 并发疾病

基础的症状控制应由普通缓和医疗服务开始。对于许多处于疾病晚期阶段的患者来说，缓和医疗的需求是明确的，并可以由初级医疗和（或）专业团队来实现。但如果存在或预测到会出现复杂的症状控制或社会心理问题，那么就需要考虑由专业的缓和医疗人士来提供咨询或参与服务。

不论遵循当地还是全国制订的症状控制指南，一旦症状不能迅速控制，则具备转诊到专业缓和医疗机构的明确指征。这一章简短地讲解缓和医疗患者常见症状的管理策略。

贫血

定义

如果女性血红蛋白（Hb）<115g/L 或男性 <135g/L，则被定义为贫血。在缓和医疗中，更低的血红蛋白数值才被认为是有临床意义的。

发病率

贫血在临终关怀住院患者中发生率高达 73%[3]。原因可能是多方面的，包括慢性病性贫血、急性或慢性失血、骨髓抑制或浸润、营养不良和溶血[3]。贫血在白血病、淋巴瘤、肺癌、妇科和胃肠道肿瘤患者中更常见。以下列举了缓和医疗患者贫血的原因[4]：

- 骨髓衰竭或抑制
- 慢性病性贫血
- 急性和慢性失血
- 溶血
- 营养不良
- 潜在的慢性或先天性贫血

评估

贫血的症状包括：

- 疲倦
- 乏力
- 劳力性气促

- 直立性低血压
- 水肿

虽然患者会有因贫血引发的症状，血红蛋白降低也可能由他们的原发病引起[4]。因此，对于这些患者的管理需要权衡评估和治疗的利弊。

贫血的症状还取决于血红蛋白水平降低的速度。如果有足够的时间来建立慢性贫血的代偿机制，如心率和呼吸频率的提高及外周血管阻力的降低，那么患者就可以耐受更低的血红蛋白水平。上述代偿机制通过提高氧饱和度来减轻症状。

贫血的诊断需要血常规的检验结果，包括血红蛋白（Hb）和平均红细胞平均体积（MCV）。如果贫血是正细胞性的且程度较轻，则提示慢性病贫血的可能性最大，缺铁性贫血需要与其鉴别（表 4-3）[6]。

表 4-3 贫血的鉴别

	慢性病贫血	缺铁性贫血
血红蛋白	70 ～ 110g/L	下降
MCV（红细胞平均体积）	正常或下降	通常下降（<76fl）
铁蛋白	正常或升高	升高
血清铁	正常或下降	下降
总铁结合力	正常或下降	升高
转铁蛋白受体水平	正常	升高
骨髓	铁贮备明显增多	没有铁储备

（资料源于 Hirst[5]，经 MIMS 同意复制使用）

一般治疗

贫血本身可能是预后不良的征象。如果贫血较轻，不论什么潜在的病因，都不需要特殊的治疗。

药物治疗

铁

铁剂治疗被用于预后相对较好的患者。需告知患者粪便会因此变黑，不良反应包括便秘或腹泻。这里有几种铁剂药物（表 4-4）[7]。

表 4-4　不同铁盐的铁含量

制剂	剂量（mg）	铁含量（mg）
富马酸铁	200	65
葡萄糖酸铁	300	35
硫酸亚铁	300	60
硫酸亚铁，干缩	200	65

（经 British National Formulary[7] 同意复制；经 Joint Formulary Committee 同意复制使用）

硫酸亚铁 200mg 每日 3 次或者葡萄糖酸亚铁 300mg，每天 4 ～ 6 片，分次餐前服用可被用来补铁。合理的预期是口服补铁，每 3 周 Hb 水平升高 1 ～ 2g/L。肠外补铁除在透析的患者外不会使 Hb 回升速度加快，但的确可以更快地补充机体的储备。

维生素 B_{12}

当缺铁时，也可使用维生素 B_{12} 制剂。它通常与叶酸合用，因为可能同时存在维生素 B_{12} 和叶酸的缺乏。初始剂量是在前两周：每周 3 次，每次 1mg；维持剂量是每月 1mg。

促红细胞生成素

促红细胞生成素通常不被用于缓和医疗，因为虽然早期的研究显示似乎促红细胞生成素降低了输血的需求，提升了 Hb 数值，同时提高了癌症患者的生活质量，但存在血栓事件等相关的风险[8]。

非药物治疗

输血

在英国，如果患者 Hb 降到 80g/L 以下，许多缓和医疗机构将考虑给其输血[9]。然而，重要的是要关注患者的个体情况，而非血常规结果本身。例如，一个高龄合并缺血性心脏病的患者如果发生静息性心绞痛，就需要在较高的 Hb 水平即开始给予输血。输血的指征如下：

● 贫血出现相关症状

● 逐渐缓慢发生的贫血

● Hb 低于 80g/L

● 虚弱和乏力可引发贫血而不是使它加重，疾病因输血而发生的好转可能只是暂时的（1～2 天）。

患者在输血 1 周之后需要重新被评估症状的缓解情况。如果输血前的症状（如乏力和呼吸困难）没有改善，那么之后的输血也不大可能起作用。

■ 厌食

定义

厌食 / 恶病质综合征（ACS）是在许多终末期疾病中存在的一个复杂的代谢过程，其特点是食欲减退、体重下降和组织消耗。

发病率

ACS 可影响 80% 的进展期肿瘤患者，引起生理和心理的双重困扰[10]。原发 ACS 起因于直接由肿瘤本身引起的高代谢状态。继发 ACS 起因于肿瘤相关的问题，如因化疗引起的恶心呕吐、黏膜炎及味觉或嗅觉的改变，这些障碍可引起食欲减退。ACS 通常与其他症状相关，包括早饱、乏力及身体相貌的改变。

评估

ACS 的评估应包括以下方面：

● 除外可逆的原因（如疼痛、抑郁、恶心、呕吐、便秘和吞咽困难）

● 除外加重的因素（如口腔异味和胃排空延迟）

● 检查口腔问题（如口腔干燥、不合适的义齿、溃疡和念珠菌病）

● 调查患者和照料者对于体重、形象、营养和进食的看法

● 评估社会心理方面

一般治疗

对于引起 ACS 的症状的预防或早期识别和治疗相关症状是重要的策略[11]。应该承认这个问题对患者和照料者的心理影响，需要不断进行讨论，并给予他们支持。在仔细评估营养状态、预后和可供选择的方案后，补充饮品对一些患者可能会有些帮助。

药物治疗

药物或许作用有限，但值得考虑。

糖皮质激素

虽然曾经显示糖皮质激素可显著提升食欲，增加能量摄入，改善体力和总体感觉，改善机体功能状态，但它们不会影响体重[12]。长期应用（超过 4 周）的不良反应限制了糖皮质激素的使用，但它们可能有益于提升预后不良患者的生活质量。对于原发 ACS 的通常剂量是 4mg 地塞米松的相当量；然而，糖皮质激素的选择及其最适的剂量尚未确定。

糖皮质激素对于厌食的功效如下[13]：

- 有明确的短期提升食欲的作用
- 起效迅速，在 3～4 周后效果减退
- 还可能减少恶心，提升体力，使患者总体感觉良好
- 对营养状态没有显著的影响

此外：

- 起始剂量：在上午口服 4mg 地塞米松或 30mg 泼尼松龙。可考虑使用质子泵抑制剂（PPI）。

● 重视并解释其不良反应（如水钠潴留、念珠菌病、肌病、失眠和胃炎）

● 先使用 1 周，如果无效，则停用。如果有效，维持在最低有效剂量。定期评估，如果症状不再缓解，则停用激素

孕激素

孕激素已成为原发 ACS 的主要治疗药物之一，主要作用是帮助肿瘤患者增加体重和提升食欲 [12]。孕激素在治疗厌食时 [13]：

● 使肿瘤患者提升食欲和增加体重

● 需要几周才起作用，药效比糖皮质激素长久

● 更适用于预后相对好的患者

此外，

● 醋酸甲地孕酮：起始口服剂量每日 160mg，持续 1 个月，然后评估

● 剂量范围：160 ～ 800mg；没有最适剂量的证据

● 副作用：恶心、水钠潴留，可增加血栓栓塞风险

● 如果使用超过 3 周，应逐渐减量（肾上腺抑制）

醋酸甲地孕酮主要是在脂肪方面增加体重，而不是瘦体重。虽然研究证明在剂量维持在 180mg 时即可提升食欲，增加能量摄入和感觉安乐，最理想增加体重的范围是每天 480 ～ 800mg[14]。醋酸甲羟孕酮可被用于相似的情况。因为孕激素可能导致血栓风险的增加，因此具有血栓病史的肿瘤患者应小心使用。其他可能的不良反应包括外周水肿、高血压、高血糖、突破性子宫出血及

对下丘脑－垂体－肾上腺轴的抑制。

其他

促动力药可被用来治疗早饱、胃排空延迟、胃轻瘫或恶心。可以尝试三餐半小时前给予 10mg 甲氧氯普胺或 10 ～ 20mg 多潘立酮（长期不良反应较少）。低剂量的屈大麻酚有刺激食欲作用，这种疗效可能与这类药物的改变情绪的作用有关 [12]。

非药物治疗

患者和照料者对"提供营养的重要性"、"拒绝进食"及"进餐作为一种社会行为"的关注，应该予以充分重视。解释应基于这一事实，即进食量的逐渐减少是疾病自然过程的一部分，同时还应对疾病晚期患者提供营养、食谱和厌食管理方面实用的建议和信息。

给患者和照护者的建议

应温和地鼓励患者摄入其可以接受的营养。软质的、容易吞咽的食物，如汤、布丁、营养饮品或小吃，而且应被小量多次、比例均衡地供应。不要总是谈论食物，但使患者能参与到进餐这一社会活动中。

焦虑

定义

焦虑是一种因感知到目前或未来的威胁而产生的一

种不安和恐惧的状态。

发病率

焦虑是临终患者的常见症状。至少 25% 的肿瘤患者体验过强烈的焦虑，其中至少 3% 的人符合 DSM 广泛性焦虑症的诊断标准 [15, 16]。患者通常面临许多躯体症状，同时反复出现不愉快的想法，包括对疼痛的恐惧、死亡和对他人的依赖 [17]。以下是一些肿瘤患者的焦虑症状：

- 不安
- 担心，凶兆，忧虑
- 惊恐症状：

—心悸，心动过速

—出汗

—呼吸困难

—胃肠道不适和恶心

—濒死感

- 入睡困难或在深夜觉醒
- 易怒

评估

焦虑可以是一种或多种精神障碍表现的一部分，包括广泛性焦虑症、惊恐障碍、适应障碍、急性或创伤后应激障碍和恐怖症。在缓和医疗中，焦虑的诊断通常是临床问诊中对下述问题的回答建立的：

- "您感到紧张或神经过敏吗？"
- "您感到过恐惧，忧虑或紧张吗？或感到其他什吗？"

●"您会因害怕而避免特定的活动或人物吗？"

●"当您感到心烦时，您感到过嗓子里有肿物或胃内有硬节吗？"

●"您在晚上会因怕在睡眠中死去而不敢闭上眼睛吗？"

●"您经常会担心死亡或死亡的过程是什么样子的吗？"

在缓和医疗中有时很难分辨焦虑是由躯体还是心理因素引起的。以下是某些可能引起肿瘤患者焦虑的因素[1]：

●疼痛控制不佳

●代谢因素

—低氧

—谵妄

—败血症

—出血

—肺栓塞

—低血钙

—营养障碍

●药物引起的

—糖皮质激素

—镇吐药

—气管扩张剂

—药物滥用或撤退反应（例如酒精、阿片类和苯二氮䓬类）

有些量表被用来评估焦虑，包括"医院焦虑和抑郁量表"，这是一种自我评估与抑郁和焦虑相关的认知相关条目的量表[18]；还有"心理痛苦温度计"，这是一种温度计形式的视觉模拟量表，其可能是缓和医疗中一种更为实用的评估工具[19]。

一般治疗

可以通过对患者情感上的支持、提供信息及探讨他们关于疾病进展、社会心理问题及死亡的恐惧来预防或减轻其焦虑。在患者逐渐接受既定情形的过程中，他们应有机会表达自己的感受。

药物治疗

苯二氮䓬类是治疗持续不安和焦虑的一线抗焦虑药（表4-5）[19]。对于肝功能受损的患者，优先选用短效的苯二氮䓬类药物，如针对焦虑的劳拉西泮和奥沙西泮及针对睡眠的替马西泮。长效的苯二氮䓬类药物，如氯硝西泮，可提供更持久的缓解焦虑的作用，还可起到稳定情绪的作用[17]。对于失眠，替马西泮和非苯二氮䓬类唑吡坦可能有效。五羟色胺受体激动剂丁螺环酮适用于广泛性焦虑，其镇静作用比苯二氮䓬类弱，但起效时间慢（至少2周），在一些患者中可导致恶心。

对于惊恐障碍的治疗，苯二氮䓬类药物阿普唑仑和氯硝西泮、抗抑郁药物[选择性五羟色胺再摄取抑制剂（SSRIs）、三环类抗抑郁药（TCAs）、单胺氧化酶抑制剂（MAOs）]被证明有效。阿普唑仑可迅速缓解惊恐发作。

三环类抗抑郁药丙米嗪能有效治疗惊恐障碍，但其抗胆碱能不良反应不能被所有患者很好耐受。

表 4-5　治疗焦虑的药物

类别	药物	每日剂量（mg）	给药途径
苯二氮䓬类	咪达唑仑	10～60，q24h	静脉，皮下
	阿普唑仑	0.25～2.0，tid/qid	口服，舌下
	奥沙西泮	10～15，tid/qid	口服
	劳拉西泮	0.2～2.0，tid/qid	口服，舌下，静脉
	氯氮䓬	10～50，tid/qid	口服
	地西泮	5～10，bid/qid	口服，静脉，经肛门
	氯硝西泮	0.5～2.0，bid/qid	口服
非苯二氮䓬类	丁螺环酮	5.0～20，tid	口服
神经松弛剂	氟哌啶醇	0.5～5.0，q2～12h	口服，静脉，皮下
	左米丙嗪	10～20，q4～8h	口服，皮下，静脉
	氯丙嗪	12.5～50，q4～12h	口服，静脉
非典型神经松弛剂	奥氮平	2.5～20，q12～24h	口服
	利培酮	1.3～3.0，q12～24h	口服
抗组胺	羟嗪（安泰乐）	25～50，q4～6h	口服，皮下，静脉
三环类抗抑郁	丙咪嗪	12.5～150，每日	口服
	氯丙咪嗪	10～150，每日	口服

（资料源于 Breitbart 等 [20]）

非药物治疗

心理治疗旨在通过一系列基于经验性关系建立、对话、沟通和行为治疗来提高患者自身的幸福感。心理治疗中两种最有效的处理焦虑的方法是行为疗法和认知-行为疗法[21]。

行为疗法

行为疗法帮助驱除不利于自身的模式和习惯，教导新的、健康的技能和应对引起焦虑情景的方法。行为疗法是基于行动的，并且假定当患者学着去改变了行为，那么他或她的想法、感受和态度也会改变。行为疗法策略包括渐进性的肌肉放松技术、焦虑源的渐进暴露方法、改变呼吸模式、正强化和负强化及学习积极与其他人互动的方法。

认知疗法

认知疗法是基于通过改变不利于自身的思维模式（如全或无信念、负面看法和贴标签），并且把它们转变成更成功的信念体系，患者可以改善其精神和情绪健康。

认知-行为疗法

认知-行为疗法是认知疗法和行为疗法的结合。两种疗法互补，并且当合用时，它们促进一些由单一疗法难以奏效的方面。认知-行为疗法应对的是引起焦虑并使其持续的想法和行为。

腹水

定义

腹水是指病理性的腹腔内液体积聚。

发病率

约 10% 的腹水是由癌症引起的，15% ～ 50% 的癌症患者会有腹水的产生[22]。常见引起腹水的肿瘤有消化系统肿瘤（胃癌、结肠癌、胰腺癌、原发性肝癌及转移性肝癌）、卵巢癌、霍奇金淋巴瘤、非霍奇金淋巴瘤及腹腔内的转移性肿瘤。腹水的存在往往提示病变范围较广，患者预后较差[23]。

评估

腹腔内存在少量液体是正常的，它可润滑腹膜的表面。当腹水可被临床检查检测到时，腹腔内至少要有 1500ml 的液体，体型瘦小的人数值可能稍低，体型肥胖的人数值显著升高，超声可检测到更少量的液体（≤ 500ml）。

用移动性浊音来检测腹水：

从脐水平开始并向一侧移动重复叩诊。

当叩诊音变浊时，手指停留该处并嘱患者身体转向对侧。

停留片刻使液体下沉，再次叩诊该处，如果叩诊音变鼓音，则称移动性浊音阳性。

向下叩诊直至浊音再次出现。

在另一侧重复 1、2、3 步骤。

振水音则更难出现阳性，检测振水音需要助手且可能液体量更大时才出现阳性结果。

一般治疗

轻度腹水不需要特别的处理，但需要定期检测。患者需要被告知会出现什么及何时寻求进一步的建议。

药物治疗

螺内酯通常是一线用药，因其增加远端肾小管钠的排泄和钾的重吸收。100mg/d 可逐渐加量至必要时 400mg/d。因会出现高钾常常限制了螺内酯的使用，需监测血钾[24]。

祥利尿剂可用来辅助螺内酯的使用，通常是在后者已达最大剂量时应用。40mg/d 起用，缓慢加量，最大量可至 160mg/d。大剂量可引起严重电解质紊乱，尤其是低钠[24]。

非药物治疗

腹腔穿刺引流是可被用来诊断和治疗腹水的简易技术。作为姑息性手段它可暂时较好地缓解腹痛、气促、恶心、呕吐和消化不良等症状。腹水量大或难治性腹水患者受益最大。腹腔穿刺的禁忌证是患者无法配合、拟穿刺点处皮肤感染、严重肠胀气及凝血障碍[24]。

腹腔静脉分流术在少部分复发性腹水患者中可能适用，该方法的收益需与其潜在风险权衡。患者通常从腹腔穿刺中得到短暂的症状缓解。通常运用的分流术包括 LeVeen 和 Denver 分流，将腹水引流至下腔静脉。单向瓣膜保证了腹水只能由腹膜引流回静脉。

其他的方案包括全身或腹腔内化疗、腹腔内放疗及腹腔内免疫治疗。

气短

定义

气短是指为呼吸困难或窘迫。

发病率

约 50% 的癌症患者有过气短；在肺癌患者中发生率达 70%，且在生命最后几周发生率明显上升 [25]。它影响躯体功能、其他躯体症状、情绪、社会功能、生存意义及应对能力。

评估

气短是主观性的，且可能与客观肺功能评估如血气分析及气道阻塞不相符 [26]。气短的原因可能与癌症或其治疗有关，或与两者无关（表 4-6）。评估过程中的要点是：

- 阐明气短的模式（如持续性、间歇性、静息性、劳力性及阵发性）
- 明确是否有诱发 / 缓解因素及伴随症状
- 查明原发病的治疗是否得当
- 寻找呼吸急促的可逆因素

- 检查氧合情况
- 评估患者症状严重程度及所引发的窘迫/焦虑水平
- 探究恐惧及其对功能状态、生活质量的影响
- 避免不必要的检查：要考虑疾病所处的阶段、之前的治疗及患者和家属的愿望

表 4-6　气短的原因

气短的原因	
肿瘤	胸腔积液
	大气道阻塞
	浸润肺组织
	淋巴管炎
	上腔静脉阻塞
	心包积液
	腹水
肿瘤治疗	肺切除术
	放射性肺纤维化
	化疗
衰弱	贫血
	肺不张
	肺栓塞
	肺炎
	肺脓肿

气短的原因	
其他病因	慢性阻塞性肺疾病
	哮喘
	心力衰竭
	酸中毒
	疼痛性胸部病变
	呼吸肌功能障碍

一般治疗

气短的一般治疗包括以下方面：

- 恰当地处理可逆因素

- 鼓励生活方式的转变以减少不必要的活动，同时尽量努力维持能动性和独立性

- 鼓励活动至呼吸急促为止，以提升耐力和保持健康；这项活动的个体差异较大；肺康复疗法在缓和医疗中被日益提倡

- 教授呼吸练习和放松的方法

- 改良饮食，少量多次地饮水和进餐，以患者感觉最舒适为宜

- 确保患者处于最舒服的体位，通常是辅助坐位

- 注意口腔卫生。用口呼吸使口腔变干，且氧气在没被润湿的情况下是很干燥的

药物治疗
阿片类

口服或肠外给予阿片类药物可缓解气短症状，尤其是静息性及终末期气短，并且严重的呼吸抑制的风险远低于预期[27]。口服吗啡被广泛地应用于处理气短，患者可开始试验性应用低剂量治疗，根据药物不良反应逐渐调整剂量。无吗啡用药史的患者起始量可在 5mg，必要时 q4h（体弱或年长的患者及肾功能不全的患者起始量应更低）。若患者正使用吗啡缓解疼痛或呼吸困难，总剂量可能需要增加 30% ～ 50%。当不能口服给药时，可以采用持续皮下输注（CSCI）。

抗焦虑药

虽然基于单中心的临床研究数据提示，抗焦虑药物治疗应被归为二线或三线用药，但在缓和医疗中通常是用抗焦虑药物来治疗气短[28]。地西泮、劳拉西泮和咪达唑仑最常被应用。通常小剂量起用，按需求和耐受情况逐渐加量。药物的选择依据终末期疾病的阶段、焦虑的严重程度及期望的起作用时间。劳拉西泮可按需 0.5mg 舌下给药来治疗阵发性焦虑和惊恐发作，当患者焦虑更持续时可替换为地西泮 5mg 夜间服用。TCAs 和 SSRIs 对惊恐发作尤其有效。阿米替林起始量为 10mg，可在夜间增量至 75mg。

氧疗

某些患者，特别是严重缺氧的患者可以进行氧疗[29]。

需要仔细进行个体化评估，如果氧饱和度 <90%，需考虑进行 2L/min 的持续时间为 15 ～ 30min 的初始氧疗。根据患者的意愿和舒适度来选择使用面罩还是鼻导管。需要仔细进行选择、评估和再评估来确定能从氧疗中受益的患者，并且要鼓励患者不要对氧疗产生依赖，因为这可能严重影响他们的生活方式。

其他治疗

其他可以用于气短治疗的药物，包括 [25]：

● 按需使用 0.9% 氯化钠 5ml 雾化吸入，有助于稀释气道分泌物

● 以吸入、雾化或贴剂形式使用支气管扩张剂

● 糖皮质激素：每日口服地塞米松 8 ～ 16mg 用于既往对激素有反应的淋巴管炎或气道阻塞患者；如果应用 1 周无效则停用或逐渐减至最低有效剂量

● 对一些患者应用呋塞米雾化有降低气道敏感性的作用，具体机制不详

● 有文献报道，大麻隆、丁螺环酮、气管扩张剂及茶碱在不同的患者群体中使用有效，尽管缺乏强有力的证据

非药物治疗

气短的非药物治疗包括以下几方面：

● 护理门诊（这里的干预包括探究患者气短的经历、给予处理气短的支持和建议、教授呼吸的控制及放松技

巧）可帮助改善气短症状，提升体力状态[30]

●例如芳香疗法、催眠及针灸等辅助疗法在某些患者身上可能有效，但循证依据不足

●肺部康复疗法不仅改善肺功能，而且减轻肺部症状（包括气短），从而改善生活质量[31]

■ 便秘

定义

便秘是指为粪便量少、粪质较硬而引起排便次数减少及排便困难的状态。

发病率

进展期肿瘤患者相比其他终末期疾病患者更易出现便秘，便秘引起的许多相关症状可以与原发病的许多特点相似。约50%的专业缓和医疗机构患者出现便秘，并且约80%的患者需要使用缓泻药[32]。便秘是阿片类药物治疗最常见也是最持久的不良反应。与阿片类药物引起的其他不良反应如恶心和呕吐不同，阿片相关便秘是不能或极慢地被患者耐受的。

评估

在缓和医疗中，便秘的功能性原因远超过了其器质性原因，其中阿片类诱发的便秘尤其重要（表4-7）。

表 4-7　便秘的原因

便秘的原因			
肿瘤	治疗	衰弱	并发症
高钙	阿片类药物	乏力	痔疮
盆腔或腹腔病变	抗胆碱能药物 抗惊厥药物	活动少或卧床	肛裂 内分泌紊乱
脊髓压迫	抗抑郁药物 利尿剂	营养不良	神经系统病变
马尾综合征	铝盐	液体摄入不足	代谢紊乱
抑郁	NSAIDs	如厕困难	憩室炎
		低纤维饮食 混沌状态	

（资料源于 Fallon 、O'Neil[32] 、Clemens、Klaschik[33]）

　　完整的病史对于鉴别便秘是当前的情况还是患病前正常的排便习惯以及识别便秘的社会心理因素是必要的。评估包括以下几方面：

　　●记录之前的排便习惯，目前排便频率及大便的通畅程度

　　●评估排便频率、大便性状及腹部或直肠疼痛的严重程度

　　●确保患者排气功能正常

　　●评估是否存在排尿困难或尿管阻塞

　　●评估液体和食物摄入情况

　　●记录最近的药物使用变化和缓泻剂使用情况

　　●询问是否有恶心

　　●记录可疑的长时间便秘后出现的水样便

特定的问题可能提供帮助（表 4-8）[34]，在阿片类诱发的便秘中，肠道功能指数是一种简单有用、医师提问患者回答、只有 3 个问题的问卷，这份问卷是评估患者症状的有效工具[35]。

表 4-8　获取便秘患者的病史

问题	注意事项
末次排便的时间是？	
最后一次大便的性状是什么样子的？	不成形还是成形？细的或是扁片状的或是小硬球？
排便费力吗？	
排便疼痛吗？	
最后一次大便以后肠道运动特点是什么？	
现在的大便频率是多少？	
你是否觉得想排便，但却做不到？	提示大便硬或是直肠梗阻
是否是大部分时间没有便意？	提示结肠无力
是否有用力排便之后大便向外挤在肛门口的情况？	提示痔疮
大便中是否有血或者黏液？	提示肿瘤阻塞，或痔疮，或两者兼而有之

（资料源于 Sykes[34]）

关于体格检查：

- 检查脱水征
- 检查口腔情况及口腔异味的存在

● 检查腹部及肠鸣音的性质

● 检查是否存在神经系统损伤（感觉或运动损伤／水平）

● 进行肛诊（括约肌的松紧度、直肠内容物、局部病变）

● 评估患者的精神状态（如混沌状态及高钙）

请记住水样便穿过嵌塞的粪块可为腹泻样表现，所以除非病史里明确说明腹泻是由急性感染引起的，否则应做肛诊。有时特定的患者需要影像学检查。

一般治疗

在缓和医疗中，便秘的治疗的目的是重新建立令患者满意舒适的排便习惯，缓解因便秘引起的疼痛或不适，提升患者的健康感，恢复关于排便独立性的满意度，考虑不同患者的偏好及预防相关的胃肠道症状，如恶心、呕吐、腹胀和腹痛。一般的治疗措施包括以下几方面：

● 鼓励喝足量的液体

● 鼓励经口摄入足够的水分

● 高纤维饮食

● 增加运动量

● 确保患者如厕方便并保证其私密性

● 处理引起便秘的可逆因素

● 如果当前的治疗方案是令人满意且可被耐受的，继续目前方案并定期评估患者，向患者解释预防便秘的重

要性

●以上方法不是对所有缓和医疗机构内的患者都适用

药物治疗

通常而言，缓和医疗中治疗便秘的推荐药物是软化剂和刺激剂合用（图 4-1）[36]。

刺激性的缓泻剂（如番泻叶、比沙可啶和匹可硫酸钠）直接作用于肠肌间神经引起肌肉收缩，并且减少肠道对水的重吸收。它们起效的时间在 6 ～ 12h 内，并且可引起显著的肠绞痛，尤其是在它们没有和软化剂一起使用的时候。

软化剂可以是渗透性的（如乳果糖、硫酸镁和聚乙二醇）、表面活性剂（如多库酯钠、泊洛沙姆联合丹蒽醌）或润滑剂（如液状石蜡）。

如果给予口服缓泻剂，那么应每天或隔天加量直到起作用为止。合适的口服缓泻剂剂量可使直肠给药的需求减半。出现肠绞痛意味着软化剂相对于刺激剂不足，而出现粪漏则意味着软化剂需减量或刺激剂需加量。

如果存在粪便嵌顿，则需要使用灌肠剂或栓剂；油性或磷酸盐灌肠剂适用于坚硬粪块嵌顿，如果嵌顿粪块质软，则只需使用栓剂。

甲基纳曲酮是一种不易通过血脑屏障的阿片类拮抗剂，可在缓解便秘同时不影响阿片类的镇痛作用[37]。它通常在缓泻剂治疗便秘无效后使用。

预防及对肠道运动的持续评估

持续评估
• 使用检查表监测患者对肠道运动模式的满意度
• 监测肠道运动模式的改善或恶化
• 监测便秘的危险因素
• 预计到一些药物（如阿片类药物）导致便秘的效应
　✓预防性的处方通便药物
患者教育
• 鼓励在患者允许的情况下改善生活方式
　✓增加液体摄入
　✓鼓励多运动
　✓确保隐私和舒适以保证患者能够正常排便

治疗流程

患者主诉便秘（或者排便次数少于每周三次）

评估患者，确认存在便秘 ➜ 排除恶性小肠梗阻

　　　　　　　　能纠正

评估原因 ➜ 治疗导致便秘的原因

　　　　　不能纠正

治疗便秘

一线口服通便药物
• 大便软化剂（如聚乙二醇和电解质或乳果糖）联合大便刺激剂（如番泻叶或吡苯氧磺钠），根据患者需求（寻求处方医生建议）　症状改善 ➜ 继续此方案

　　　症状未改善

二线治疗：
• 直肠栓或灌肠剂（寻求处方医生建议）
• 如果患者服用阿片类药物的话，考虑使用外周特异性的阿片拮抗剂，如甲基纳洛酮　症状改善 ➜ 继续此方案

　　　症状未改善

三线治疗：
• 用手辅助大便排空
• 如果患者服用阿片类药物的话，考虑使用外周特异的阿片拮抗剂，如甲基纳洛酮　症状改善 ➜ 考虑下一步

图 4-1　便秘的药物治疗

（资料源于 Larkin 等 [36]）

非药物治疗

包括:

- 手动去除粪便
- 针灸 / 针压
- 反射疗法

咳嗽

定义

咳嗽是一种原始反射,以深吸气开始,随后声门关闭,最后是伴随声响的爆发性呼气,以排出气道中的黏液、痰液、液体和异物[38]。

发病率

咳嗽在肿瘤患者中的发病率为 23% ～ 37%。在肺癌患者中发病率为 47% ～ 86%,且中到重度的咳嗽发生率为 17% ～ 48%[39]。咳嗽最常出现在气道、肺、胸膜和纵隔肿瘤患者中,转移到胸部的肿瘤也可以引起咳嗽。咳嗽通过引起精力耗竭、出汗、失禁及失眠等症状而给患者带来严重困扰。此外,它还引起生活方式的变化和生活质量的降低[40]。

评估

在某些患者中,如果不出现咳嗽可能是有问题的,但对于大部分人来说正是令人苦恼的咳嗽给患者的生活质量带来不良影响,对患者的家属产生困扰。

有些因素可降低肿瘤患者的咳嗽带来的影响：

- 咳嗽的抑制因素，如疼痛，强阿片类药物
- 恶病质
- 类固醇肌病
- 引起肌肉无力的神经系统病变
- 膨胀的腹部，如腹水、肝大
- 侵及声襞的病变，如头颈部肿瘤、喉返神经浸润
- 大气道僵硬，如气管内肿瘤、支架置入
- 黏液黏性增加，例如脱水，东莨菪碱
- 黏膜纤毛清除能力下降，如吸烟

咳嗽可在以下方面对肿瘤患者产生影响：

- 睡眠障碍
- 社交场合引起尴尬
- 干扰沟通

因咳嗽引起胸腔内压力增高而导致的并发症包括：

- 血流动力学改变（如心律失常、低血压）
- 鼻腔、气管或眼部血管破裂（引起鼻出血、咯血或结膜出血）
- 尿失禁（压力性）
- 疝
- 晕厥和头痛
- 气胸和肋骨骨折
- 呕吐
- 肌肉劳损

通常通过病史、体格检查（包括耳鼻喉检查）及胸部 X 线片可以确定咳嗽的病因[41]。其他检查（如支气管镜）可在有临床指征时选择。

咳嗽视觉模拟量表（VAS）应用简单，常常用于临床研究。还有一些患者可自行完成的、专门针对咳嗽的生活质量问卷，包括 Leicester 咳嗽问卷[42]和咳嗽特定的生活质量问卷[43]，这两种问卷是经过验证的，包括生理、心理和社会模块。主观的咳嗽感受不可避免地会受到其他因素（如心情）的影响，基于这种事实，在评估中应该把咳嗽视觉模拟量表和自我评估报告结合使用[44]。

一般治疗

咳嗽的一般治疗包括以下几方面：

- 确认特定的病因或潜在的机制（表 4-9）[45]
- 评估咳嗽的影响，寻找可削弱咳嗽反射的因素
- 评估咳嗽对患者生理、社会和心理感受的影响
- 决定治疗目标和策略（表 4-10）[46]

表 4-9　咳嗽的原因

咳嗽的原因	
肿瘤	肺实质浸润
	肿瘤性淋巴管炎
	由肿瘤引起的内在或外在气道阻塞
	胸膜肿瘤或胸腔积液
	气管食管瘘

续表

咳嗽的原因	
	多发瘤栓
	声襞麻痹
	上腔静脉综合征
肿瘤治疗	放疗后遗症
	化疗不良反应（如博来霉素、环磷酰胺）
	化疗诱发的心肌病（如阿霉素）
衰弱	急性冠脉综合征
	误吸
	肺栓塞
其他病因	上气道咳嗽综合征
	哮喘
	胃食管反流病
	慢性阻塞性肺疾病
	支气管扩张
	充血性心力衰竭
	ACEI 药物
	感染后咳嗽

（资料来源于 Bonneau[45]）

药物治疗
促咳剂
在某些情况用祛痰药来增加咳嗽是恰当的。常用吸入性异丙托溴铵和生理盐水雾化；其他可供选择的药物有愈创甘油醚或羧甲司坦，这些药物降低分泌物的黏稠度。在有神经肌肉损伤或严重无力的患者，促咳剂是无效的，机械咳嗽辅助设备可增加痰液的排出（表 4-11）[47]。

表 4-10 肿瘤患者咳嗽治疗方案

情况	治疗
肺炎	抗生素
鼻窦炎	
气管 / 支气管肿瘤	糖皮质激素
癌性淋巴性炎	
放射性肺损伤	
哮喘	
嗜酸性粒细胞性支气管炎	
鼻后滴漏综合征	
胸腔积液	穿刺引流
心包积液	
气管内肿瘤	针对肿瘤的治疗：放疗、激光、冷冻治疗
哮喘	气管扩张剂
慢性阻塞性肺疾病	
鼻后滴漏综合征	抗组胺药
胃食管反流	质子泵抑制剂

（资料源于 Estfan 和 LeGrand[46]）

表 4-11 排痰性咳嗽的治疗

排痰性咳嗽的治疗	
黏稠痰	蒸汽吸入
	生理盐水雾化
	简单润喉镇咳
	物理治疗
	刺激呼吸
脓性痰	抗生素
	体位引流
	物理治疗
	抑制咳嗽
痰液稀薄但无法咳嗽	变换体位
	抗胆碱药
	吸引

（资料源于 Davis 和 Pervy[47]）

镇咳药

右美沙芬、可待因和吗啡仍然是最有效的和应用最广的口服镇咳制剂。在难治性咳嗽中，局部雾化吸入的麻醉剂可起作用（表 4-12）[41]。

表 4-12　镇咳药、镇痛药及表面麻醉剂的推荐剂量

药物	剂量
止咳糖浆	5ml，每日 3 次 / 每日 4 次
右美沙芬	10 ～ 15mg，每日 3 次 / 每日 4 次
可待因	30 ～ 60mg，每日 4 次
福尔可定	10 ml，每日 3 次
吗啡	5mg（单次口服给药，如果有效改为 5 ～ 10mg 缓释吗啡，每日 2 次）
海洛因	5 ～ 10mg，24h 持续皮下给药
美沙酮糖浆	2mg，单次使用（浓度 1mg/ml）
双氢可待因	10mg，每日 3 次
氢可酮	5mg，每日 2 次
吸入的色甘酸盐	10mg，每日 4 次
利多卡因雾化吸入 *	0.2% 5ml，每日 3 次
布比卡因雾化吸入 *	0.25% 5ml，每日 3 次
泼尼松龙	30mg，每日 1 次，2 周

*至少 1 小时不要进食或饮水；首次使用应该是用于反射性气管痉挛的住院患者（资料源于 Molassiotis 等 [41]）

谵妄

定义

谵妄是一种意识混乱、注意力不集中及存在认知障碍的状态。它可因生理上的疾病或治疗而急性发作，病

程波动[48]。

发病率

谵妄在缓和医疗环境中经常出现，发病率随疾病进展而升高。20%～45%的入院患者有谵妄；28%～45%的患者在住院时发生，在生命最终阶段达90%[49]。

评估

谵妄可以表现为许多不同特点且可被分为几大类型[50]：

- 活动减退型：安静的、沉默寡言的和怠惰的；常被忽略或被错误诊断为抑郁
- 活动过度型：兴奋度增加、易怒、攻击性的或出现幻觉
- 混合型：兼具以上两种特点，症状波动，可在夜间恶化

活动减退型和混合型不易被识别。谵妄的临床特点是：

- 意识状态改变
- 情绪变化（兴奋或抑郁的）
- 短期记忆受损
- 思维受损（妄想）
- 判断能力受损
- 认知改变（幻觉、错觉）
- 定向力障碍（时间、人物、地点）
- 言语紊乱
- 睡眠节律紊乱（白天昏昏欲睡、夜晚失眠）

●精神运动兴奋性异常（增加或减少）

谵妄的诊断主要依赖于仔细的临床评估。可以考虑使用迷你精神状态检查量表或简明精神测试量表（见附录2）。

谵妄通常是多因素的，包括[51]：

●药物（包括阿片类、抗胆碱类、类固醇类、苯二氮䓬类、抗抑郁药和镇静剂）

●药物撤退反应（包括酒精、镇静剂、抗抑郁药和尼古丁）

●脱水、便秘、尿潴留、疼痛控制不佳

●肝肾损害、电解质紊乱（钠、钙、葡萄糖）、感染、缺氧、脑肿瘤或脑血管疾病

视力和听力的损害是谵妄危险因素。谵妄需要与抑郁或痴呆（谵妄风险增加）（表4-13）进行鉴别诊断[52]。

表4-13　谵妄与痴呆的鉴别诊断

谵妄	痴呆
突然起病	缓慢起病
意识障碍	意识完好，清醒
偶尔出现异常行为	异常行为持续存在
睡眠—觉醒周期改变	睡眠—觉醒周期基本正常
可逆	不可逆

（资料源于 Ceneno 等[52]）

一般治疗

进展期肿瘤患者出现的谵妄对其自身和家属产生严重困扰[53]，应尽量采取措施预防谵妄的发生（表 4-14）[50]。

当依据症状诊断谵妄后应着手识别并处理潜在的可能的一种病因或多种病因（表 4-15）[20]。

表 4-14　预防谵妄的措施

临床情况	预防措施
认知功能损害或定向力障碍	提供适当的光线和清晰的标识。危重的患者应该容易看到钟表（在急性医疗中能够提供 24h 的提示）和日历 通过向患者解释他在哪里，他们是谁，你的角色是什么这几个问题让患者重新定位 进行刺激认知的活动（如回忆旧事） 协助家人和朋友经常来探望
脱水或便秘	鼓励患者喝水，必要时鼓励皮下或者静脉补充液体 对有合并症（如心力衰竭或者慢性肾疾病）又需要控制液体平衡的患者建议必要时寻求帮助
低氧血症	评价低氧血症的情况并在必要时保证氧饱和度
不能活动或者活动受限	鼓励患者： ● 术后尽早活动 ● 走动（必要时提供助步工具，这些需求应该随时能够获得） 鼓励所有患者（包括那些不能行走的）进行力所能及的运动
感染	寻找和治疗感染 避免不必要的置管 按照"感染管控"（NICE 临床指南 2）补充控制感染的措施

续表

临床情况	预防措施
多种情况并存	对服用多种药物的患者要进行药物核查，要考虑药物的数量和类型
疼痛	评估疼痛。寻找非言语的疼痛表现，尤其是对那些沟通困难的患者 对发现或可以有疼痛的患者，开始并寻找合适的镇痛治疗方案
营养不良	遵循"成人营养支持"（NICE临床指南2）中关于营养的建议 如果患者有义齿，应该确保义齿合适
感觉受损	去除任何导致损伤的可逆性因素（如耵聍阻塞） 对需要助听器或者眼镜的患者，要保证这些设施随时可以得到
睡眠障碍	如果有可能，在睡眠时间要避免护理及医疗操作 调整药物时间以避免干扰睡眠 在睡眠时间，将噪声降到最低

（资料源于NICE[50]）

表4-15　谵妄的原因

谵妄的原因	
中枢神经系统的直接病因	原发脑肿瘤、继发脑转移、癫痫
间接病因	因器官衰竭或电解质紊乱引起的代谢性脑病
药物	类固醇类、阿片类、抗胆碱能类、镇吐药、抗焦虑药、抗抑郁药、抗惊厥药、NSAIDs
药物撤退反应	酒精、阿片类、苯二氮䓬类、尼古丁
感染	尿路感染、肺部感染

谵妄的原因	
血液系统病变	弥散性血管内凝血、出血（硬膜下血肿）
营养障碍	Wernicke 脑病
副肿瘤综合征	

（资料源于 Breitbart 等[20]）

药物治疗

在终末期疾病患者中，高达 17% 的人因易怒或心理障碍服用抗精神病药[20]。最常使用的药物在表 4-16 和表 4-17 中说明[49, 54]。

终末期谵妄

在终末期谵妄患者[55]：

● 检查所有用药并停用非必需药物

● 检查阿片类药物毒性（困倦、易怒、肌阵挛、触觉过敏）；将用量减掉 1/3，如谵妄持续考虑则换成另一种阿片类药

● 检查便秘、尿潴留或导管是否存在问题

● 查全血细胞分析及血生化，包括血钙

● 检查是否存在感染（老年人的尿路感染）

● 如果患者是尼古丁依赖的，考虑运用替代的贴剂

● 用药物治疗（如果必需控制症状）

● 定期评估并在患者恢复时尽快撤药

表 4-16 治疗谵妄的药物

分类	药物	每日剂量（mg）	给药途径
神经松弛剂	氟哌啶醇	0.5～5，q2～12h	口服、皮下注射、静脉注射、肌内注射
	氯丙嗪	12.5～50，q4～12h	口服、静脉注射、肌内注射
	左米丙嗪	12.5～50，q4～8h	口服、皮下、静脉注射
	氟哌利多	0.625～2.5，q4～8h	肌内注射、静脉注射
不典型神经松弛剂	奥氮平	2.5～20，q12～24h	口服
	利培酮	1～3，q12～24h	口服
苯二氮䓬类	劳拉西泮	0.5～2.0，q1～4h	口服、舌下、静脉注射、肌内注射
	咪达唑仑	30～100，q24h	皮下注射、静脉注射
麻醉药	异丙酚	10～70mg/h	静脉注射

（资料源于 Breitbart 等 [20]）

首选药物：氟哌啶醇

● 用量：0.5～3mg，口服或皮下注射（以低口服剂量起用），必要时 2h 后重复给药

● 如病因不可逆则需维持治疗

● 使用最低有效剂量：0.5～3mg 口服或 2.5mg 皮下注射，每日 1 次

二线用药：苯二氮䓬类

● 苯二氮䓬类药物不改善认知；对焦虑有效

●通常在酒精（常需要较大剂量）、镇静剂和抗抑郁药撤退时使用，在帕金森病中优先选用

●劳拉西泮应在 0.5 ～ 1mg，口服或舌下给予

●咪达唑仑通常皮下 2.5 ～ 5mg，1 ～ 2h 给药，地西泮则是 5mg，口服 / 经直肠，q8 ～ 12h

进一步镇静

在需进一步镇静的病例中（表 4-17）：

●加用或增加苯二氮䓬类的剂量（咪达唑仑用注射泵 CSCI 10 ～ 30mg/24h 或地西泮 5 ～ 10mg，经直肠 q6 ～ 8h）

●将氟哌啶醇换成左美丙嗪 12.5 ～ 25mg，皮下注射每日 1 次 / 每日两次或用注射泵 CSCI

●苯巴比妥是用来治疗弥留患者难治性兴奋症状的镇静剂之一。它通常是作为二线或三线用药，当患者对 60 ～ 120mg/24h 的咪达唑仑，或高达 30mg/24h 的氟哌啶醇，或高达 200mg/24h 的左美丙嗪失去反应时使用

表 4-17　生命最后 48 小时镇静药物及抗精神病药物的剂量
（平均数、中位数及范围）

药物	平均剂量（mg/d）	中位剂量（mg/d）	有报道的剂量范围（mg/d）
咪达唑仑	22 ～ 70	30 ～ 45	3 ～ 1200
氟哌啶醇	5	4	5 ～ 50
氯丙嗪	21	50	13 ～ 900

药物	平均剂量（mg/d）	中位剂量（mg/d）	有报道的剂量范围（mg/d）
左米丙嗪	64	100	25 ～ 250
苯巴比妥	—	800 ～ 1600	200 ～ 2500
异丙酚	1100	500	400 ～ 9600

（资料源于 Palliative Drugs[54]）

非药物性谵妄

在非药物性谵妄中：

●向患者、家属和照护者解释病因和可能的病程

●认真对待和解决患者的焦虑感受，因为谵妄的患者通常是感到很害怕的

●将患者置于安静的环境；避免医护人员的变动

●确保足够的光线、降低噪声，提供一个患者可确认时间的钟表

●反复温和地帮助患者恢复定向力，保证足够的次数

●试着保持正常的睡眠－觉醒周期

●患者恢复后会回想起他们的经历；向他们解释行为和症状背后的器质性病因

非药物治疗

谵妄的非药物治疗包括以下方面：

●确保患者、家属和工作人员的安全

●使患者和家属明确谵妄的医学本质，如"不是精神

错乱"或"发生精神崩溃"

●如果是疾病终末期，则有必要向家属说明谵妄是死亡临近的标志

●提供时钟、日期、时间等使患者保留时间定向力，虽可延迟谵妄的发作，但实际上并不起太大作用

●与患者和家属沟通，了解他们的医疗目标和期望结果是怎样的。例如，是要镇静还是要虽痛苦但保持清醒

抑郁

定义

抑郁是一种心理障碍，表现为情绪抑郁，兴趣或快乐感丧失，负罪感，自我价值过低，睡眠或食欲异常，感到乏力及注意力不集中[56]。

发病率

抑郁在临终患者中很常见，发病率高达 75%。抑郁可降低生活的乐趣和意义。在终末期时，会剥夺患者的希望和安宁感[57]。以下是抑郁的临床表现：

●心情低落、哭泣、易怒和沮丧

●在日常活动中丧失兴趣和乐趣，退缩

●躯体症状难以医治或出现与疾病程度不相平行的症状

●感到无望、无助、无用或有罪恶感

●自杀行为，寻求医师协助的自杀或安乐死，想结束一切，拒绝医疗

抑郁还可以是增加痛苦的原因，可增加躯体疼痛，使其他症状的治疗变得困难[58]。因其可使自杀风险升高，为保证生活质量应尽早识别抑郁。

评估
一系列危险因素可导致抑郁[57]：
- 患有终末期疾病
- 特定的原发性肿瘤（如胰腺癌）
- 共病（如甲状腺功能减退症、糖尿病、阿尔茨海默病、帕金森病、多发性硬化）
- 体能状态低下或躯体残疾
- 症状控制不佳
- 代谢异常（如低钙、尿毒症、肝功能异常）
- 药物（如两性霉素、糖皮质激素、甲氧氯普胺、细胞毒性药物）
- 放疗
- 营养不良
- 抑郁的个人史或家族史
- 年龄较轻
- 并存生活压力
- 缺乏社会支持
- 最近的丧亲之痛
- 药物滥用

抑郁可使疼痛程度强化，使患者临终不能很好地与他人告别，导致在生命重要时刻决策困难。它还可影响到诸如心肺复苏等延续生命措施的选择。有研究表明，抑郁和绝望是接受缓和医疗照护的终末期癌症患者是否想要加速死亡的最强的预测因子[59]。

虽然严重的抑郁症通常较易识别，轻度抑郁症与日常生活中的情绪变化较难鉴别。SADAFACES这几个字母有助于记忆，在简短的心理治疗中可提供帮助（表4-18）[60]。精神状态检查因抑郁的严重程度而可能差别较大。

表4-18 抑郁的核心症状

抑郁的核心症状	
S	睡眠障碍
A	食欲或体重改变
D	烦躁不安或心情差
A	缺乏快感或丧失对娱乐的兴趣
F	疲劳
A	易怒 / 精神运动性迟滞
C	注意力不集中
E	自我评价低
S	自杀想法

（资料源于 Montano[60]）

抑郁患者的认知功能是完整的，严重抑郁者可能没有兴趣或力量去回答问题，这导致认知功能评估的困难[61]。抑郁的鉴别诊断如下[62]：

●谵妄：可导致情感变化，易怒或从日常活动中退缩；鉴别诊断要点是谵妄可出现意识混沌，语无伦次和不自主动作

●痴呆：通常也会引起情绪和动机的改变；鉴别诊断要点是痴呆可出现言语障碍，定向力障碍和记忆缺陷

●持续的身体症状：可导致强烈的痛苦以致被误诊为抑郁，当症状缓解后则抑郁情绪可减轻

●药物副作用：情绪低落是许多药物的副作用之一，包括类固醇激素、阿片类药物、酒精/物质滥用或药物撤退反应（如类固醇类和酒精）。因此需要进行详尽的酒精和用药史核查

●占位性病变，如脑转移

●其他心理障碍，如精神疾病、焦虑障碍

●其他躯体疾病，可表现为类似抑郁的症状，如甲状腺功能减低症

虽然情绪低落、体重减轻和睡眠障碍是抑郁的表现，但它们同时也可能是患者在疾病终末期的正常反应。进展期疾病导致多方面的损失，这可使患者陷入痛苦之中。因此，有必要区别抑郁和正常的悲伤。而未能区别两者是缓和医疗中抑郁没被充分识别的原因之一[63]。许多筛查的工具已被用来提升抑郁在缓和医疗中的识别率，包括 HADS（附录 2）[18]。

一般治疗

抑郁的一般治疗包括识别和处理潜在的病因或共存

的几个病因。

药物治疗

关于癌症患者抑郁的药物治疗的有效性尚无定论。当处方某种药物时，需考虑到以下几方面：

- 存在的其他躯体疾病
- 药物有对潜在的躯体疾病有影响的副作用
- 与其他药物的相互作用

抗抑郁药

抗抑郁药是抑郁药物治疗的主流（表4-19）[20]。TCAs和SSRIs类是常用于临终患者的两类药。阿米替林便宜且广泛普及的，相对于其他抗抑郁药其药效相当甚至更佳，但它的副作用更多。

抗抑郁药的起效需要时间，尤其是在TCAs类用药时需缓慢增加剂量，老年患者的一般反应时间是2～3个月，而米氮平和文拉法辛起效较快。

当需由一种抗抑郁药调整为另一种时，应注意逐渐缓慢加量及抗抑郁药间的相互作用。当联合使用5-羟色胺类抗抑郁药时，应注意5-羟色胺的毒性。当患者服用抗抑郁药超过8周，停药时应缓慢减量，以预防药物撤退症状。

精神兴奋剂可作为一种快速起效的抗抑郁药，尤其是对那些预期寿命很短的患者。有报道提到右旋安非他命和哌甲酯在几小时或几天内起效。然而，关于精神兴奋剂治疗抑郁的系统性回顾并没有发现足够的证据支持

它们的使用 [64]。

锂盐在精神科领域被广泛地用作情绪稳定剂。它的治疗窗较窄，当其与 NSAIDs 类药物合用时，锂盐的肾排泄率降低、血清浓度上升，增加了其产生严重毒性反应的风险。

表 4-19　末期患者使用的抗抑郁药物

分类	药物	每日口服剂量（mg）
三环类	阿米替林	10 ～ 150
	多塞平	12.5 ～ 150
	丙咪嗪	12.5 ～ 150
	脱甲丙咪嗪	12.5 ～ 150
	去甲替林	12 ～ 125
	氯丙咪嗪	10 ～ 150
SSRIs	氟西汀	20 ～ 160
	舍曲林	50 ～ 200
	帕罗西汀	10 ～ 60
	西酞普兰	10 ～ 60
	艾斯西酞普兰	10 ～ 40
	氟伏沙明	50 ～ 300
SNRI	文拉法辛	75 ～ 225
非 5- 羟色胺多巴胺再摄取抑制剂	米氮平	15 ～ 60

续表

分类	药物	每日口服剂量 （mg）
精神刺激剂	右苯丙胺	2.5 ～ 2.0，bd
	哌甲酯	2.5 ～ 2.0，bd
	莫达非尼	50 ～ 400
单胺氧化酶类	噁唑酰肼	20 ～ 40
	苯乙肼	30 ～ 60
	强内心百乐明	20 ～ 40
	吗氯贝胺	100 ～ 600
苯二氮䓬类	阿普唑仑	0.25 ～ 2.0，tid
碳酸锂		600 ～ 1200

（资料源于 Breitbart 等 [20]）

非药物治疗

心理治疗正日益地被视为进展期肿瘤患者社会心理支持的一部分。对于抑郁症状持续或轻到中度抑郁患者，可依照患者意愿考虑以下措施 [64]：

- 认知行为疗法
- 夫妻治疗
- 支持性表达团体治疗

辅助疗法

芳香按摩法被证明能有效治疗进展期肿瘤患者的抑郁 [65]。

对于患有中到重度抑郁合并功能障碍，且对起始的高强度心理干预、药物治疗或两者的联合无反应的患者，可考虑与精神卫生中心合作来帮助治疗[66]。

■ 腹泻

定义
腹泻是伴紧迫感地频繁排泄稀软粪便。

发病率
在进展期肿瘤患者中，7% ～ 10% 被收入临终关怀机构的患者发生腹泻，住院患者的发病率则为6%[34]。腹泻令人尴尬，且使人衰弱，潜在的病因包括缓泻剂的过度使用、感染性因素、抗生素、化疗、放疗、手术、营养不良、副肿瘤综合征、神经内分泌肿瘤和肿瘤侵犯肠道[67]。

评估
缓和医疗患者腹泻的病因是多样的（表 4-20）[34]。它可以表现为急性或慢性的，评估通常包括以下步骤：
- 用药史
- 体格检查
- 粪便培养
- 血液化验
- 禁食试验
- 放射学检查
- 乙状结肠镜检查
- 结肠镜检查

水样便可能是粪便嵌顿的表现。

表 4-20 缓和医疗中腹泻的原因

缓和医疗中腹泻的原因	
药物	缓泻剂、抑酸药、抗生素、化疗药（如 5- 氟尿嘧啶、伊立替康）、铁盐
放疗	
肠梗阻	恶性肿瘤、粪块、肠道麻痹综合征
吸收障碍	胰腺癌、胃切除术、回肠切除、结肠切除术
肿瘤	结直肠肿瘤、胰岛细胞肿瘤、类癌
并发疾病	糖尿病、甲状腺功能亢进症、炎症性肠病、肠易激综合征
饮食	糠、水果、辛辣调料、酒精

（资料源于 Sykes[34]）

一般治疗

回顾食谱、用药、泻剂、操作及与进食食物或水相关的排便时间，并记录大便的质和量。临终患者还可能发生与普通人群相同原因的腹泻，这些也需要特殊的治疗（表 4-21）[34]。

表 4-21 腹泻的特殊治疗

腹泻的特殊治疗	
脂肪吸收不良	胰酶（饭前给予 H_2 受体拮抗剂可更有效）
胆源性腹泻	考来烯胺 4 ～ 12g，每日 3 次
放疗引起的腹泻	阿司匹林，考来烯胺 4 ～ 12g，每日 3 次

续表

腹泻的特殊治疗	
卓 - 艾综合征	H_2 受体拮抗剂，如雷尼替丁起始量为 150mg，每日 3 次
类癌综合征	赛庚啶，起始 12mg/d；麦角新碱 12 ～ 20mg/d
假膜性结肠炎	万古霉素 125mg，每日 4 次，甲硝唑 400mg，每日 3 次
溃疡性结肠炎	美沙拉嗪 1.2 ～ 2.4g/d；糖皮质激素

（资料源于 Sykes[34]）

药物治疗

抗动力药

抗动力药缓解急性腹泻的症状，用于治疗无并发症的成年急性腹泻。脱水的患者需要补充液体和电解质[20]。

急性腹泻中，起始给予洛哌丁胺 4mg，在每次腹泻之后再给予 2mg，最多用 5 天。常用剂量是 6 ～ 8mg/d，最大剂量是 16mg/d。在成年慢性腹泻中，起始给予洛哌丁胺，分次给予 4 ～ 8mg/d，而后根据治疗反应调整剂量，分两次给予作为维持治疗，最大剂量为 16mg/d。当慢性腹泻持续存在时，可使用磷酸可待因和吗啡并调整到有效剂量[20]。

抗胆碱能药

抗胆碱能药，通常被用来治疗肠易激综合征和憩室病，治疗腹泻相关的腹部绞痛可能有效。它们包括叔胺类硫酸阿托品和盐酸双环胺以及季铵化合物溴丙胺太林和丁溴东莨菪碱[20]。

丁溴东莨菪碱起始剂量为 20mg，每日 4 次，口服吸收较差，另外也可选择使用舌下含服制剂。盐酸双环胺 10 ～ 20mg，每日 3 次给药。

吸收剂

吸收剂如高岭土对慢性腹泻有用。有助于形成粪块的药物，如卵叶车前子、甲基纤维素和苹婆木，在治疗憩室病引起的腹泻中有效。可用的剂型包括高岭土口服混悬液、轻质高岭土、20% 天然轻质高岭土、5% 轻质碳酸镁，以及薄荷味 5% 碳酸氢钠[7]。推荐剂量为 10 ～ 20ml，q4h。高岭土和吗啡混合的口服混悬液也是可以使用的。

生长抑素类似物

奥曲肽用于产液量极大的分泌性腹泻和造口渗出严重的患者。它可通过 CSCI 给药。起始剂量为 50 ～ 500μg/d，一天中最大剂量为 1500μg。当症状得到缓解时则减量至最低有效剂量维持治疗。

非药物治疗

确保摄入量充足并鼓励小口啜饮液体。在严重脱水病例中考虑静脉补液。简单的碳水化合物、吐司或饼干可少量补充电解质和葡萄糖。应避免食用牛奶及其他含乳糖的食物。

■ 口腔干燥

定义

口腔干燥症是一种口腔干燥的主观感受。

发病率

口腔干燥症在进展期肿瘤患者中常见，发病率高达70%[68]。口腔干燥最常起因于唾液分泌量减少，唾液成分的变化也会引起口腔干燥的感觉。肿瘤患者口腔干燥最常见的病因是药物治疗的副作用，如镇痛药、辅助镇痛药及镇吐药（表 4-22）[69]。

表 4-22　口腔干燥的原因

唾液腺疾病或损伤	
癌症相关的	肿瘤浸润
治疗相关的	手术，放疗或化疗
与肿瘤无关	干燥综合征
唾液腺神经损伤	
癌症相关的	肿瘤浸润
治疗相关的	手术，放疗或药物
与肿瘤无关	痴呆

续表

| 唾液腺分泌能力受损 |
| 药物 |
| 脱水 |
| 营养不良 |
| **其他病因** |
| 药物 |
| 经口进食减少 |
| 咀嚼减少 |
| 焦虑 |
| 抑郁 |

（资料来自 Davis[69]）

评估

　　口腔干燥与许多症状和体征相关，可严重影响患者的生活质量。唾液分泌的缺乏影响进食、睡眠、说话和吞咽。口腔干燥可引起味觉改变，因而降低食欲，导致体重下降和营养不良[70]。口腔干燥的患者进食干燥或黏稠的食物有困难，他们吃饭时会经常需要啜饮少量的液体来帮助咀嚼和吞咽。睡眠因经常被口腔干燥的感觉打断而受到影响。患者会经常因舌头与硬腭粘连而醒来，需要经常吐痰或手动去除黏稠的唾液[71]。

　　在慢性口腔干燥患者中，有时会表现为口腔感染、口腔上皮的退化或萎缩、痛性脱皮或溃疡。念珠菌感染和舌、颊黏膜等其他口腔感染非常常见。牙齿病变如龋齿和牙周病也经常发生。

一般治疗

应尽量处理潜在的病因，包括详细地回顾用药史。患者可从牙科医生或口腔保健员的建议和综合性口腔护理中受益。口腔干燥的治疗如下[72]：

- 每隔 2 小时清洁口腔
- 湿润的空气
- 口含冰块、维生素 C 片、冷冻奎宁水
- 咀嚼无糖口香糖、柑橘糖果、菠萝碎块
- 人工唾液和口腔润滑剂
- 避免酒精，包括含酒精的口腔清洁剂
- 毛果芸香碱
- 回顾药物剂量或停用导致口腔干燥的药物
- 纠正脱水

药物治疗

唾液替代剂可有效缓解口腔干燥。平衡配制的人工唾液应具有中性的 pH 值，并且包含与正常唾液相当的电解质。要想发挥最佳效果，需每隔 30 ~ 60min 使用人工唾液或局部唾液刺激剂，饭前和用餐时也应使用。

唾液刺激剂可增加正常唾液的产生量，因此减轻口腔干燥和其他唾液分泌不足的并发症。毛果芸香碱片被批准用于治疗头颈部肿瘤放疗后的口腔干燥，但前提是患者仍有残余的唾液腺分泌功能。5mg 每日 3 次的剂量应在用餐时或饭后立即给予（最后一次总是在晚饭时

给予）。如果上述剂量可耐受但 4 周后反应不佳，则可给予 30mg/d 的最大剂量（分次）。最佳治疗效果常在 4 ～ 8 周后出现。如在 2 ～ 3 个月后仍无效则应停用毛果芸香碱 [7]。氯贝胆碱可替代毛果芸香碱，常用剂量是 10 ～ 25mg，每日 3 次 / 每日 4 次。

非药物治疗

口腔干燥的非药物治疗方案包括：

- 啜饮半冻饮料
- 口含冰块
- 咀嚼菠萝碎块
- 无糖口香糖
- 针灸

吞咽困难

定义

吞咽困难指的是患者在开始吞咽食物时出现障碍或感觉到食物在口腔到胃部的输送过程中出现阻碍 [73]。

发病率

在缓和医疗中吞咽困难的发病率基于研究人群波动在 9% ～ 55%。患有头颈部肿瘤的患者发病率较高。

评估

吞咽困难的病因有许多，可单独存在也可成组出现

（表 4-23）[74]。

有许多因素可导致吞咽受到影响[75]：

- 高龄
- 没有时间吃饭
- 牙齿缺失
- 环境差
- 乏味的食物
- 缺少帮助进餐的人
- 困倦
- 情绪低落
- 口腔干燥

表 4-23　吞咽困难的原因

吞咽困难的原因	
疾病	口腔干燥、黏膜感染、黏膜炎、手术、牙齿问题、放疗后纤维化、肌张力问题、咽部病变、食管病变、腔内阻塞、外部压迫、影响食管动力的药物、焦虑
神经系统问题	上运动神经元损伤、下运动神经元损伤、直接的神经损伤、小脑损伤、副肿瘤、神经肌肉疾病
其他	并发的疾病、困倦、疼痛、极度衰弱、抑郁、高钙血症

（资料源于 Swann and Edmonds[74]）

在病史中需要着重考虑以下特点：

- 位置
- 食物的类型
- 病程是持续性的还是间断性的
- 症状持续的时间

口咽性吞咽困难

在口咽性吞咽困难中，患者在开始吞咽时出现障碍，通常他们认定是颈部出了问题。常见的伴随症状有鼻反流、咳嗽、鼻音、咳嗽反射减退、呛咳及口臭[73]。

食管性吞咽困难

食管性吞咽困难可出现在进食固体食物时，也可出现在进食液体食物时。通常是因为食管动力出现问题，可出现胸痛。若仅在进食固体食物时出现吞咽困难，则提示可能存在机械梗阻。如果病程是进展性的，则要尤其考虑溃疡性狭窄或肿瘤[73]。评估方法如下：

- 胸部 X 线片
- 钡餐
- 上消化道内镜
- CT 扫描
- 超声内镜
- 吞咽试验
- 发音和语言治疗评估

一般治疗

吞咽困难的一般治疗包括以下几方面[74]：

- 对患者和照料者的解释和教育
- 全面和定期的口腔护理

- 口腔科评估
- 少量多餐
- 进食软食
- 补充高能量食物
- 有助于吞咽的黏稠液体
- 回顾用药情况，并停用加重吞咽困难的药物

药物治疗

一些可逆的因素可通过药物治疗纠正（图 4-24）[74]。

表 4-24　吞咽困难的药物治疗

吞咽困难的药物治疗	
食管念珠菌感染	氟康唑 50mg/d
病毒性食管溃疡	阿昔洛韦 200 ～ 800mg，5 次 / 天
食管黏膜炎	患者自控镇痛
	硫糖铝 10ml，每 2 ～ 4h 一次
	抗酸剂 5 ～ 10ml，每日 4 次
癌周水肿	地塞米松 16mg，皮下注射
肿瘤出血	氨甲环酸 1g，每日 4 次
流涎	阿米替林 10mg，夜间给予
	氢溴酸东莨菪碱皮肤贴剂
	吡咯糖 / 氢溴酸东莨菪碱 CSCI
	唾液腺放疗

（资料源于 Swann 和 Edmonds[74]）

非药物治疗

根据患者的病史、先前的治疗反应、具体表现和意愿，某些姑息性的措施可能有效，包括内镜下食管阻塞部位的扩张、食管插管、内镜下激光治疗、外放射治疗、短距离放射治疗、化疗和非经口进食。非经口进食的适应证和禁忌证见表 4-25[75]。

表 4-25 非经口进食通路的适应证及禁忌证

所有途径	静脉输液	鼻胃管	皮下	胃造瘘
适应证				
口咽传输时间 >10s	完全性咽部或食管梗阻	中期应用（1～3星期）	中期应用（1～3星期）	长期应用（≥4星期）
经肌肉控制治疗无法改善吞咽功能	器质性或功能性经肠道丢失体液为水化短期应用		因脱水所致的兴奋型谵妄	
手术或化疗的营养支持				
禁忌证				
快速恶病质恶化	兴奋型谵妄	兴奋型谵妄	广泛皮肤病变	兴奋型谵妄
医务人员和家属对于积极治疗的心理需求	脓毒症状无电解质监测条件或监测能力有限无肠外营养科支持或支持有限上腔静脉阻塞	鼻咽或食管梗阻面具脸长期应用（≥4周）		腹腔内病变

（资料源于 Regnard[75]）

■ 口臭

定义
口臭是指从口、咽、鼻或鼻窦发出难闻气味。

发病率
口臭发病率被报道高达50%[76]。80% ～ 90% 的口臭是由口腔病变引起[77]。

评估
口臭可分为真性口臭、假性口臭及口臭恐惧症。真性口臭可分为生理性和病理性口臭。如果不存在口腔异味而患者坚信其存在，则诊断为假性口臭。如果在口臭治疗后患者仍坚信其有口臭，则诊断为口臭恐惧症[78]。

生理性口臭是最常见的类型，它不是因潜在疾病引起。病理性口臭起因于口腔病变，还可起因于呼吸系统、消化系统疾病及全身代谢性疾病（表4-26）[72]。

表4-26　口臭的原因

口臭的原因	
口腔疾病	口腔卫生差
	牙垢、腐烂、肿瘤、牙龈出血
	舌苔
	口腔干燥

续表

口臭的原因	
	急性坏死性牙龈炎
	口腔恶性肿瘤
呼吸系统疾病	鼻、舌、鼻窦、咽部及肺部感染
	扁桃体脓肿、坏死性溃疡
	慢性鼻炎和鼻咽炎
	咽喉部肿瘤并发感染
	支气管扩张、肺脓肿
	脓肿形成性肺癌
消化系统疾病	食管憩室、食管裂孔疝、胃潴留
	胃食管反流
	幽门狭窄或十二指肠梗阻
	胆汁分泌或成分异常、结肠潴留
代谢紊乱	糖尿病酮症酸中毒
	肾衰竭
	肝衰竭
药物	引起口腔干燥或味觉改变的药物
	引起口腔并发症的细胞毒性药物
	二甲亚砜、抗生素
	亚硝酸盐和硝酸盐、水合氯醛或碘化合物
食物	大蒜、洋葱、韭菜、萝卜
酒精、烟草	

　　口臭的临床评估通常是主观性的且以闻到从鼻子和口腔呼出的气味为依据；在某些情况下患者主观认为有口臭但其他人并不能闻到。若只是从口腔闻出异味则代表口臭起源于口腔或咽部，而若只是从鼻腔闻出异味则代表起源于鼻腔或鼻窦。若既能从口腔也能从鼻腔闻出异味则起源于全身性疾病[76]。口臭的性质可从气味中辨别（表 4-27）。

表 4-27　口臭的性质

口臭的性质	
腐臭的	厌氧性感染
甜的 / 令人作呕的	铜绿假单胞菌感染
氨臭味	肾衰竭
甜的，糟粕的	肝衰竭
甜的丙酮味	糖尿病酮症酸中毒

一般治疗

　　需明确是否存在真性口臭及评估其严重度。当口臭不是由潜在疾病引起，推荐以下治疗[72]：

- 定期口腔清洁，包括舌苔清理和义齿护理
- 定期使用抗菌牙膏和漱口水
- 清洗义齿
- 饮食建议，减少酒精摄入和吸烟
- 处理非口腔病因

● 核查药物清单

当口臭由潜在疾病引起，包括口腔、呼吸系统、消化系统及全身性疾病，应针对病因治疗。

药物治疗

漱口水

定期使用含有抗菌成分的含漱剂或漱口水可减少异味；当口腔非常干燥时可使用促唾液分泌剂或唾液替代物。

● 用 10ml 0.2% 的葡萄糖酸氯己定漱口约 1min，一天 2 次

● 必要时喷 AS Saliva Orthana，每日 2 次 / 每日 3 次于口腔和咽部黏膜

● 按需喷 Biotene Oral Balance 于牙龈和舌头

● 按需喷 Glandosane 气雾剂于口腔和咽部黏膜

● 毛果芸香碱片 5mg，每日 3 次

● 氯贝胆碱 10 ～ 25mg，每日 3 次 / 每日 4 次

抗生素治疗

抗生素治疗可能对起因于感染的口臭有效。甲硝唑可被用于厌氧菌感染（通常用 7 天，在艰难梭菌感染时通常用 10 ～ 14 天），起始口服 800mg 接着 400mg 每日 3 次或 500mg 每日 3 次；对于急性口腔感染，口服 200mg，每日 3 次，3 ～ 7 天。

非药物治疗

口臭的非药物治疗包括以下方面[79]：

- 遮掩口气的薄荷和香味喷雾
- 天然食材如红茶和各种中草药

呃逆

定义

呃逆是重复的、非自主的、痉挛性膈肌和吸气肌收缩，伴有声门的突然关闭[80]。

发病率

在普通的接受缓和医疗的患者中，约 2% 的人患有呃逆[1]。在进展期肿瘤患者中，胃膨胀被认为是引起呃逆的最可能因素，在此人群中，持续大于 48h 的呃逆并不少见，可产生严重困扰。持续的呃逆可带来以下后果[81]：

- 睡眠障碍
- 进食减少
- 言语中断
- 疼痛
- 反流性食管炎
- 焦虑、疲劳、抑郁
- 伤口裂开（如最近做过腹部或胸部手术）

评估

进展期肿瘤患者呃逆的病因是多方面的（表 4-28）[81]。呃逆可以是轻微、间断的或严重、持续的，可对患者产生严重困扰。因此在治疗前对于呃逆给患者造成影响的评估是很重要的。

表 4-28 持续呃逆的原因

持续呃逆的原因	
医源性	手术：腹部或胸部手术、气管插管时颈部伸展
	药物，如苯二氮䓬类、地塞米松、甲泼尼龙、咪达唑仑、醋酸甲地孕酮、吗啡
胸腔内因素	食管病变（如反流、梗阻、肿瘤）、食管裂孔疝、肺癌、纵隔肿瘤、呼吸系统感染、心肌梗死、胸部动脉瘤
腹腔内因素	胃膨胀、胃肠道出血、胃癌、胰腺癌、肝大、腹水、肠梗阻
中枢神经系统	颅内肿瘤、脑炎、颅脑损伤、脑血管病变
代谢性因素	肾衰竭、低钠血症、低钙血症、低碳酸血症、败血症
心因性因素	歇斯底里、人格障碍、过度悲痛

（资料源于 Perdue and Lloyd[81]）

一般治疗

呃逆的一般治疗包括以下方面：

- 处理可逆因素
- 呃逆通常自发停止
- 只有等呃逆持续时需要治疗
- 开始时尝试简单的生理动作及先前奏效的方法

药物治疗

促动力药物

呃逆的促动力疗法包括以下药物 [82, 83]：

- 口服多潘立酮或甲氧氯普胺 10 ～ 20mg，每日 3 次
- 用 PPI 治疗胃食管反流
- 若患者患有肝或颅脑肿瘤，晨起口服 4 ～ 8mg 地塞米松可减少压迫 / 刺激。如口服 1 周无效则停药

其他药物

其他可选择的药物包括[75]：

- 巴氯芬 5 ～ 20mg，每日 3 次，口服
- 加巴喷丁 300 ～ 600mg，q8h，口服
- 硝苯地平 10 ～ 20mg，每日 3 次，口服 / 舌下
- 氟哌啶醇 1.5 ～ 3mg，口服，夜间服用
- 哌甲酯 10mg，口服
- 咪达唑仑 10 ～ 30mg/24h CSCI，病情好转时减量

非药物治疗

呃逆的非药物治疗包括以下方面[75]：

- 啜饮冰水或吞咽碎冰
- 罩上纸袋呼吸，特别是当患者过度通气时
- 打断正常呼吸，如屏气
- 用拭子摩擦软腭以刺激鼻咽部
- 用经口导管刺激鼻咽部
- 生理盐水气雾剂
- 针灸

失眠

定义

失眠是睡眠质量不佳的主观感受。

发病率

失眠在癌症患者中是一种常见症状，报道其发病率为40%[84]。失眠在女性、年迈患者及有失眠病史或并发精神疾病的患者中更常见[85]。失眠可引起疲乏、认知障碍、情绪紊乱及身体症状如头痛等[86]。

评估

失眠是一种症状而不是一种诊断，许多因素可引起失眠（表4-29）[87]。需评估和处理阻碍或扰乱睡眠的生理性因素[88]。

表4-29 失眠的病因

因素	说明
抑郁	与损失、慢性疼痛、肿瘤对中枢神经系统影响、代谢/内分泌紊乱有关的重度抑郁
焦虑	与对疾病、诊疗、疼痛、死亡的恐惧及药物和肿瘤对中枢神经系统影响相关的适应障碍或广泛焦虑症
认知障碍	继发于药物、代谢紊乱及肿瘤直接侵犯中枢神经系统的谵妄
发热	伴或不伴出汗、寒战
疼痛	与肿瘤直接影响、诊断或治疗有关或非特定的因素
恶心和呕吐	与化疗、药物或原发胃肠道病变有关
呼吸窘迫	起因于缺氧和（或）焦虑、阻塞性睡眠呼吸暂停、胸膜痛
药物	兴奋剂、气管扩张剂、类固醇类、降压药、抗抑郁药；因服用镇静催眠药或镇痛药引起的撤退或反跳反应

续表

因素	说明
精神生理因素	由条件唤起反应、消极期望和不良的睡眠习惯引起
觉醒节律	与正常节律紊乱、睡眠时间过多、夜间睡眠扰乱相关
环境	光、噪声、频繁地打断或缺乏私密性
不宁腿综合征	继发性或周围性神经病变、帕金森病、铁缺乏、抗抑郁药物、咖啡碱中毒、镇静催眠药撤退反应、贫血、尿毒症、白血病

（资料源于 Sateia 和 Byock[87]）

一般治疗

睡眠卫生包括一系列可促进良好睡眠的相对简单的方法[87]：

●尽可能保持规律的觉醒节律，尤其是上午清醒的时间

●避免白天在床上呆过长时间；对于卧床不起的患者，尽可能在白天给予认知和生理性刺激

●只在必需时小睡，尽可能避免在傍晚和晚上小睡

●保持积极的日间节律，这包括社会接触或轻微的运动

●减少夜间由药物、噪声或其他环境因素引起的睡眠干扰

●避免夜间在清醒和挫败的或紧张的状态下在床上度过过长时间；阅读或参加其他放松的活动

●去除令人不愉快的条件刺激，如从视觉和听觉上摆脱闹钟

●在睡觉前确认白天的问题和担心，用积极的处理问题的方法解决这些事情

● 避免刺激性药物和其他物质，特别是在睡觉之前的这段时间

● 保持充分的夜间镇痛，优先选用缓释镇痛剂

● 在恰当地评估睡眠问题之后按需使用催眠药物，避免用药过度

药物治疗

对于有入睡障碍、药效不宜持续到第二天或老年患者，优先选用短效安眠药。长效安眠药适用于睡眠维持差（如早醒）而影响到白天生活、在白天需要该药物的抗焦虑效果或可以接受第二天困倦的患者。安眠药和抗焦虑药可能影响判断、延长反应时间，从而影响驾驶或操作机器的能力，它们会增加酒精的效力。宿醉反应可影响第二天的驾驶[7]。

苯二氮䓬类药物是治疗失眠的最常用药（表4-30）。用作安眠药的苯二氮䓬类药物包括硝西泮和氟西泮，它们作用时间较长，可引起第二天的残余效应；重复给药可产生累积药效。氯普唑仑、氯甲西泮和替马西泮作用时间较短，没有或仅有轻微的宿醉反应。撤药现象在短效苯二氮䓬类药物中更常见。如果失眠同时存在白天的焦虑，那么长效的苯二氮䓬类抗焦虑药如地西泮夜间单次给药可有效缓解这些症状[7]。

以下安眠药可供使用：

● 扎来普隆、唑吡坦和佐匹克隆是非苯二氮䓬类催眠药，但作用机制相似。唑吡坦和佐匹克隆作用时间较短，

扎来普隆作用时间极短

● 氯美噻唑对于老年患者适用，因为它不存在宿醉反应。推荐剂量是每晚 1～2 粒。

● 水合氯醛及其衍生物之前是常用的儿童安眠药。没有充分的证据显示它们适用于老年人，现在已经很少用作安眠药了

● 虽然某些抗组胺药如异丙嗪会被用来治疗偶尔的失眠，其较长的疗效通常引起第二天的困倦感。抗组胺药物的镇静作用可能在持续几天的给药之后消失

● 褪黑素是松果体分泌的一种激素；它被批准用于年龄大于 55 岁成年人的短期失眠治疗。推荐剂量为睡眠之前 1～2 小时服用 2mg，每日 1 次，疗程 3 周

表 4-30　失眠的药物治疗

药物	常用剂量
替马西泮	10～20mg，晚上服，特殊情况 30～40mg
硝西泮	5～10mg，晚上服
氟西泮	15～30mg，晚上服
氯普唑仑	1mg，晚上服，需要时加至 1.5～2mg
劳拉西泮	0.5～1.5mg，晚上服
扎来普隆	10mg，晚上服，或入睡困难时上床后服
唑吡坦	10mg，晚上服
佐匹克隆	3.75～7.5mg，晚上服

（资料源于 Palliative Drugs[54]）

非药物治疗

辅助疗法

针灸、催眠疗法、芳香疗法和反射疗法都被报道治疗失眠有效；然而，相关文献系统回顾发现了针压法、太极拳、瑜伽治疗慢性失眠的证据；关于针灸和左旋色氨酸的作用文献支持不一致；中草药如缬草属植物的证据是弱的、非支持性证据[89]。

认知行为疗法

这种疗法通过考虑失眠的情形及相关的想法、情绪、生理感受及行为来治疗失眠。它不能快速起效，但是一种权宜之计，没有药物治疗常见的副作用，可被考虑用于缓和医疗患者[90]。

瘙痒

定义

瘙痒被定义为一种刺激性的皮肤感觉，可引起抓擦的欲望。

发病率

瘙痒在缓和医疗患者中发病率为 5% ～ 12%[91]。它可由任何肿瘤引起，但血液系统肿瘤通常与之相关。霍奇金淋巴瘤引起的严重瘙痒提示预后不良。瘙痒还可以是原发或继发肿瘤引起胆道梗阻的征象，胆红素水平和瘙痒严重程度没有明显相关性[92]。

评估

瘙痒可引起不适、挫败感、睡眠不佳、焦虑和抑郁[93]，持续的抓擦导致皮肤损伤（如脱皮和增厚）。瘙痒可被分类为原发性或继发性。在许多患者中原发或特发性瘙痒是在排除皮肤疾病后确诊的（表 4-31）[93]。通常病变范围不大且程度不重。

表 4-31　无明显原因瘙痒的评估

无明显原因瘙痒的评估	
病史	周期性（白天或晚上、间断或持续），性质（灼烧感、针刺感、爬虫感），位置，诱发因素（活动、寒冷、阳光、水），药物（阿片类、超敏反应），变应性皮炎病史，旅行史
体格检查	皮肤干燥，疥疮，结膜黄染，体重减轻，精神状态
实验室检查	全血细胞分析，血沉，血肌酐，肝功能，甲状腺功能，空腹血糖，查找寄生虫卵的大便化验
其他检查	胸部 X 线片，腹部超声，皮肤活检

（资料来自 Twycross 和 Greaves[93]）

继发的瘙痒可以是局限的或由系统性疾病引起（表 4-32）[94]。

表 4-32　缓和医疗患者中引起瘙痒的潜在病因

皮肤病变	湿疹、大疱性类天疱疮、接触性皮炎、皮肤 T 细胞淋巴瘤、疱疹样皮炎、药物、毛囊炎、扁平苔藓、玫瑰糠疹、肛门瘙痒和外阴瘙痒、银屑病、疥疮、晒伤、系统性寄生虫感染和荨麻疹

胆道和肝脏病变	胆道闭锁、原发性胆汁性肝硬化、硬化性胆管炎、胆系外梗阻、药物引起的胆汁淤积
慢性肾衰竭	
药物	阿片类、苯丙胺（安非他命）、阿司匹林亚临床药物过敏
内分泌疾病	尿崩症、糖尿病、甲状旁腺疾病、甲状腺功能减低/亢进症
血液系统病变	霍奇金和非霍奇金淋巴瘤、皮肤 T 细胞淋巴瘤、系统性肥大细胞增多症、多发性骨髓瘤、真性红细胞增多症、缺铁性贫血
感染	梅毒、寄生虫、HIV、真菌
肿瘤	乳腺癌、胃癌，肺癌、类癌综合征
神经系统病变	中风、多发性硬化、脊髓痨、脑脓肿/肿瘤、精神病

（资料源于 Pittelkow 和 Loprinzi[94]）

一般治疗

因为瘙痒常与皮肤干燥相关，通常先使用润肤剂。如果存在可逆的病因（如胆道的恶性梗阻），需处理以下问题 [93]：

- 修剪指甲以避免损伤
- 经常使用润肤剂或水性乳膏作为保湿剂
- 在洗浴的水里添加润肤剂，使用水性乳膏代替香皂
- 排除皮肤病，尤其疥疮
- 置入胆管支架：可缓解胆源型黄疸症状
- 回顾用药以排除药物反应（如吗啡引起的药物不良

反应需换用其他阿片类药物）

药物治疗

虽然有一些局部和系统性用药在特定临床情景中可抑制瘙痒，但没有广谱药物治疗方案。

局部用药

- 水性乳膏（可加用 1% 薄荷醇）
- 10% 克罗米通乳膏或辣椒素（0.025%）乳膏，用于局限性瘙痒
- 如果局部皮肤红肿而并无感染，可局部使用糖皮质激素 2～3 天，每日 1 次

全身用药

- 抗组胺药（使用几天无效应停药）
- 如果存在睡眠不佳可使用镇静类抗组胺药（如氯苯那敏和羟嗪）
- 一些非镇静类抗组胺药具有抗瘙痒药效（如氯雷他定和西替利嗪）
- 口服昂丹司琼 4mg 每天 2 次，可按需增量至 8mg，每日 2 次
- 帕罗西汀 20mg，每日 1 次
- 西咪替丁 400mg，每日 2 次，用于淋巴瘤或真性红细胞增多症引起的瘙痒

非药物治疗

瘙痒的非药物治疗包括：

- 保持身体凉爽

- 轻柔透气的衣服
- 凉爽的周围温度，并保持适当湿度
- 温热的洗澡水
- 避免酒精和辛辣食物

淋巴水肿

定义

淋巴水肿主要是由于局部淋巴回流不畅引起的慢性肿胀。

发病率

癌症患者淋巴水肿通常由手术、放疗或肿瘤引起的淋巴系统阻塞或干扰所导致。发生率因患者人群和治疗方案而有不同。

例如，30%的女性患者在经历腋淋巴结清扫后会发生淋巴水肿[95]。女性比男性更易出现淋巴水肿，并且发生率随年龄增加而升高；其他危险因素包括肥胖和缺乏锻炼[96]。

评估

虽然淋巴水肿通常是影响肢体的慢性病变，它也可影响到躯干、头部或生殖区域。皮肤由于纤维化变得坚硬且肥厚，随着时间推移四肢变得严重肿胀，皮肤变得粗糙、出现皱褶、变形和象皮病。国际淋巴学会分级系统描述了这些进展性的改变（表4-33）[97]。

表 4-33 淋巴水肿的分级

淋巴水肿的分级	
1 级	极少或无纤维化
	按压出现水肿凹陷
	肢体抬高后水肿减轻
2 级	实质性纤维化
	按压后无水肿凹陷
	肢体抬高后水肿不减轻
3 级	2 级合并热带皮肤改变（象皮肿）

（资料源于估计淋巴学组织[97]）

正确诊断淋巴水肿对于恰当的治疗非常重要[98]。在多数患者当中，可依据病史和体格检查轻松诊断。肥胖、静脉功能不全、隐匿的创伤和反复的感染可使临床表现变得复杂[99]，因此评估需要除外其他疾病。虽然一些检查可用来辅助诊断（如淋巴显像），但这些检查几乎不适用于晚期疾病的患者。

虽然肿胀增粗是淋巴水肿的显著特征，许多患者的疼痛和不适的体验显著影响他们的生活质量[99, 100]。患者还可有淋巴溢出的情况，即从皮肤溢出淋巴液（表4-34）。完成简单任务如穿衣服的能力会受到影响，许多患者会产生痛苦的情感和心理问题，包括不良的外观形象、尴尬、焦虑和抑郁相关的问题[101]。

表 4-34 淋巴水肿典型的皮肤改变

皮肤改变	描述
角化过度	皮肤表皮角质层的逐渐累积
淋巴管扩张	扩张的淋巴管在皮肤表面表现为小水泡，如果遭到损伤会引起淋巴溢出
刺瘤	与淋巴管扩张类似，但包含纤维组织，看上去更坚硬。通常成组出现，造成皮肤的鹅卵石样外观
皮肤皱褶增加	在严重水肿时可变的很深，引起肢体畸形
慢性炎症	导致皮肤红斑，与静脉病变引起的慢性脂肪性硬皮病类似
Stemmer 征	在下肢淋巴水肿时无法抬起第 2 足趾基底部的皮肤皱褶，反映了如上描述的皮肤和皮下组织改变

（资料源于 Keeley[99]）

一般治疗

在晚期疾病中发生的淋巴水肿严重困扰着患者及其照护者，照料患者的医疗工作人员处理此症状时也非常困难。需给予患者关于淋巴水肿的信息，其病因、后果和包括皮肤护理在内的处理方案，强调避免外伤的重要性[99]。

药物治疗

在单纯淋巴水肿中，利尿药几乎不起作用。然而，它们可能在治疗更复杂的、如有液体潴留或心脏衰竭因素参与的淋巴水肿中起部分作用。苯并吡喃酮（如香豆素、曲可芦丁）已被推荐用来治疗淋巴水肿，虽然药物有效的证据曾被报道，但未被系统回顾证实，系统回顾总结认为没有证据支持此类药物在淋巴水肿中的常规使用[102]。

糖皮质激素可在晚期肿瘤的转移性淋巴结病所导致

的慢性水肿中起到部分作用[99]。

抗生素可起到作用，因为患有淋巴水肿的患者有发生反复的蜂窝织炎的风险[99]。抗生素需至少连续使用14天或当炎症的征象已消失再停用：

● 阿莫西林500mg，每天3次

● 当怀疑有金黄色葡萄球菌感染时加用氟氯西林500mg，每天4次，如毛囊炎、脓液形成，或存在陈旧的皮炎

● 如果患者对青霉素过敏，选用克林霉素300mg，每天4次

非药物治疗

淋巴水肿的主要治疗是以一系列物理治疗作为基础的[99]：

● 压迫

● 按摩

● 锻炼

● 皮肤护理

有证据表明，组合的物理治疗有效，在中重度水肿中，治疗是分阶段的。需要注意的是，对某些患者物理治疗是禁忌（表4-35）[99]。

表4-35 物理治疗禁忌证

疗法	禁忌证	原因
手工淋巴引流	严重的动脉灌注不足	加重病情
	无法控制的心力衰竭	造成皮肤损伤和增加感染风险
	麻痹	疼痛
	急性蜂窝织炎	

续表

疗法	禁忌证	原因
弹力袜	动脉灌注不足	加重病情
	无法控制的心力衰竭	造成皮肤损伤和增加感染风险
	扭曲的肢体	
	溃疡	
	淋巴溢出	
	麻痹	

（来源于 Keeley[99]）

恶性肠梗阻

定义
恶性肠梗阻是机械性肠腔梗阻和（或）蠕动障碍。

发病率
肠梗阻是终末期肿瘤常见的并发症，尤其是在患有腹部或盆腔原发肿瘤患者。报道的肠梗阻发病率在晚期卵巢癌中为 5%～42%，在晚期结直肠癌中为 4%～24%。肠梗阻可以是不完全的或者完全的，可单发也可多发；小肠比大肠更易受到累及[103]。

评估
肠梗阻的症状、体征取决于梗阻部位和病因（表4-36）[103]。典型的症状体征为厌食、恶心、呕吐、腹胀、肠鸣音变化及排便习惯改变。腹痛是一种典型症状，可间断或持续性发生，强度不一，常被患者描述为痉挛感或绞痛感。梗阻部位可多发。

表 4-36　区分肠梗阻部位

症状	近端肠管	远端肠管
呕吐	胆汁性的，水样的，大量，无或气味较轻	微粒的，少量，恶臭，可无呕吐
疼痛	早期症状，脐周，短暂间歇性绞痛	晚期症状，局限性，深部脏器痛，绞痛间隔较长，常被描述为绞痛
腹胀	可无	存在
厌食	经常发生	可无

（资料源于 Ripamonti 等[103]，©2008，经 Elsevier 允许复制）

确定肠梗阻的病因是至关重要的（表 4-37）[104]，因为非癌症因素，如由先前手术引起的腹腔内条带或粘连，放疗后纤维化或继发于吗啡使用的粪嵌塞是明确需要治疗的。

表 4-37　肠梗阻的原因

肠梗阻的原因	
肿瘤团块	单个或多个 肠道浸润和堵塞 外部压迫
便秘	粪块嵌塞
粘连	手术后 恶性 放疗后

续表

肠梗阻的原因	
肠扭转	肿瘤周围
	粘连周围
	瘘周围
肠麻痹	感染，腹膜炎
	药物
腹膜炎	感染，出血
大量腹腔积液	

（资料源于 Downing [104]）

一般治疗

缓和治疗中，处理肠梗阻的目标是消除梗阻症状或使症状最小化，提高患者生活质量。治疗恶性肠梗阻的方案需与患者和家属认真探讨（图 4-2）[103]。肠梗阻的诊断通常提示疾病进展，进一步强调了原发疾病可恶化的特点。在选择治疗方案时非常重要的一点是团队需提供恰当的社会心理支持 [105]。

其他一般治疗措施包括：

● 经常的口腔护理是至关重要的

● 提供冰块以供吸吮，并且按需提供少量食物和饮料

● 提供低纤维食谱

● 如果患者处于脱水状态并且没有到临终状态，起始时应给予静脉补液

● 皮下注射液体可用于有症状脱水的长期治疗，或用于不想进入医院治疗的患者。每天 1 ～ 1.5L 的水化可减轻恶心，但如果补液超过以上剂量可引起肠腔分泌液体增多，加重呕吐

● 单独使用缓泻剂，或联合直肠治疗，可用于治疗便秘

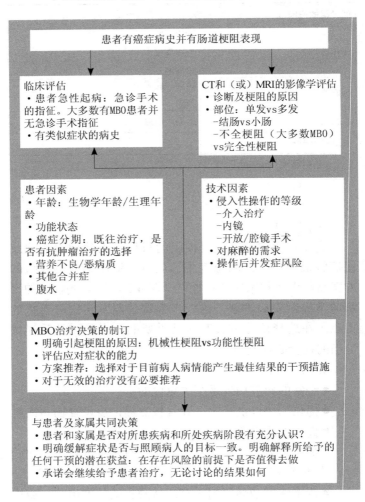

患者有癌症病史并有肠道梗阻表现

临床评估
• 患者急性起病：急诊手术的指征。大多数MBO患者并无急诊手术指征
• 有类似症状的病史

CT和（或）MRI的影像学评估
• 诊断及梗阻的原因
• 部位：单发vs多发
 -结肠vs小肠
 -不全梗阻（大多数MBO）vs完全性梗阻

患者因素
• 年龄：生物学年龄/生理年龄
• 功能状态
• 癌症分期：既往治疗，是否有抗肿瘤治疗的选择
• 营养不良/恶病质
• 其他合并症
• 腹水

技术因素
• 侵入性操作的等级
 -介入治疗
 -内镜
 -开放/腔镜手术
• 对麻醉的需求
• 操作后并发症风险

MBO治疗决策的制订
• 明确引起梗阻的原因：机械性梗阻vs功能性梗阻
• 评估应对症状的能力
• 方案推荐：选择对于目前病人病情能产生最佳结果的干预措施
• 对于无效的治疗没有必要推荐

与患者及家属共同决策
• 患者和家属是否对所患疾病和所处疾病阶段有充分认识？
• 明确缓解症状是否与照顾病人的目标一致。明确解释所给予的任何干预的潜在获益：在存在风险的前提下是否值得去做
• 承诺会继续给予患者治疗，无论讨论的结果如何

图 4-2 评估和管理恶性胃肠梗阻（MBO）患者的策略

CT：计算机断层扫描，MBO：恶性肠梗阻，MRI：磁共振成像（资料源于 Ripamonti 等人[103]，©2008，经 Elsevier 授权）

药物治疗

目的是控制肠梗阻所导致的疼痛、恶心和呕吐。药物治疗通常包括使用镇痛药、镇吐药和抗分泌药物[106]。通常由 CSCI 途径给予，因为许多患者不能口服药物（表4-38）[67, 106]。早期使用药物治疗可减轻症状，逆转恶性肠梗阻，提供更高的生活质量和死亡质量。用药方案和给药途径需针对不同患者采取个体化措施。

表 4-38 恶性肠梗阻的缓和医疗药物治疗

恶性肠梗阻的缓和医疗药物治疗	
镇吐剂	
甲氧氯普胺	40 ～ 60mg
赛克力嗪	150mg
氟哌啶醇	3 ～ 5mg
左美丙嗪	6.25 ～ 5mg
镇痛药物	
吗啡	按需滴定剂量
二乙酰吗啡	按需滴定剂量
羟考酮	按需滴定剂量
芬太尼	按需滴定剂量
抗胆碱能药物	
丁溴东莨菪碱	60 ～ 120mg
氢溴酸东莨菪碱	0.6 ～ 1.2mg
促动力药	
甲氧氯普胺	40 ～ 60mg
生长抑素类	
奥曲肽	300 ～ 1200μg

续表

皮质激素	
地塞米松	8 ～ 16mg

全天剂量经皮下持续注射（资料源于 Sykes 等 [67]，Edmonds 和 Wiles[106]）

非药物治疗

特定的非药物治疗方法包括：

- 手术，如有适应证（表 4-39）[67]
- 自膨胀金属支架
- 鼻胃管引流
- 胃造口术

表 4-39 手术禁忌证

手术禁忌证
相对禁忌
无症状的、广泛的腹腔外恶性疾病（如广泛转移和胸腔积液）
一般状态欠佳
营养状态欠佳（如显著体重减轻 / 恶病质，显著低清蛋白血症，淋巴细胞数量减少）
严重恶病质
小肠梗阻
曾对腹腔或盆腔进行过放射治疗
绝对禁忌
患者拒绝手术
之前的腹腔手术显示广泛的转移癌

续表

手术禁忌证
侵及近端胃部
增强的影像学检查表明腹腔内肿瘤扩散,显示严重动力问题
广泛的、可触及的腹腔内肿块(排除粪块)
大量腹腔积液,引流后再次迅速生长

(资料源于 Sykes 等[67])

恶性胸腔积液

定义

恶性胸腔积液是由于液体产生过量或吸收减少而导致的在壁层和脏层胸膜间液体不正常地积聚。

发病率

5%～10% 的肿瘤患者可表现为胸腔积液[107, 108],其中有 50%～65% 恶性胸腔积液的病因是肺癌和乳腺癌。诊断之后的中位生存期波动在 3～12 个月,并取决于癌症的分期和类型[108]。胸腔积液的患病率和死亡率与病因、诊断时的分期及胸腔积液的生化检测结果直接相关。

评估

胸腔积液的临床表现多样,且通常与潜在的疾病相关。最常见的症状是进行性呼吸困难、咳嗽和胸膜性胸痛。大多数患者表现为呼吸急促,约 50% 的恶性胸腔积液患者有过此症状[106]。

体征是多种多样的,取决于胸腔积液的量。一般而言，胸腔积液<300ml时通常无阳性体征。当胸腔积液>300ml时，体征可包括以下几种：

- 叩诊浊音
- 触觉语颤减弱
- 不对称的胸廓呼吸动度，在胸腔积液侧呼吸动度减弱或延迟
- 呼吸音减弱或消失
- 胸膜摩擦音

如果临床怀疑胸腔积液，胸部X线片是首要的检查方法。恶性胸腔积液由胸腔积液的细胞学检查来确诊（表4-40）[109]。如果这项检验是阴性的，重复的胸腔穿刺和胸膜活检可证实80%～90%的恶性胸腔积液。胸腔积液CEA和淀粉酶检测在某些病例中可有帮助；然而，10%～20%的恶性胸腔积液的患者仍不能明确诊断。这些患者可行胸腔镜检查明确诊断。

一般治疗

恶性胸腔积液的治疗取决于患者的症状、体力状态、原发肿瘤、肿瘤对全身治疗的反应、胸腔积液抽出后肺的膨胀程度等。约25%的胸腔积液不需要治疗，因为它们量少且情况稳定[110]。

表4-40　胸腔积液的病因及特点

病因	渗出/漏出	细胞学
胸膜炎症		
肿瘤浸润	渗出	＋

续表

病因	渗出／漏出	细胞学
感染、梗死、放射	渗出	－
淋巴阻塞		
肿瘤引起的周围性阻塞	渗出或漏出	＋／－
中心性（纵隔）阻塞	渗出（乳糜性）	－
肺静脉压升高		
局部肿瘤阻塞静脉	渗出或漏出	＋／－
心力衰竭、心包填塞	漏出	－
其他情况的水肿		
低蛋白血症，肾衰竭或肝衰竭	漏出	－

（资料源于 Woodruff [109]）

药物治疗

由淋巴瘤、乳腺癌、小细胞肺癌或卵巢癌引起的恶性胸腔积液可能对全身性化疗或激素治疗有效。

非药物治疗

潜在肿瘤对全身性治疗已没有反应的、有症状的恶性胸腔积液应进行胸腔积液引流。相对大量（>1000ml）且反复发生的，可通过引流缓解症状且肺部可完全复张的胸腔积液是缓和处理的适应证。两种在缓和医疗中用来治疗有症状的胸腔积液常用方法是胸腔置管引流同时注入硬化剂以及局麻或全麻下胸腔镜引流胸腔积液并在术中硬化封闭胸膜腔（图 4-3）[106]。

先前接受过广泛的全身治疗及患有对化疗耐药的肿瘤，如小细胞肺癌的患者，对全身治疗可能无反应，此类患者需要姑息的方法来处理恶性胸腔积液，包括缓解咳嗽、胸痛及呼吸急促。

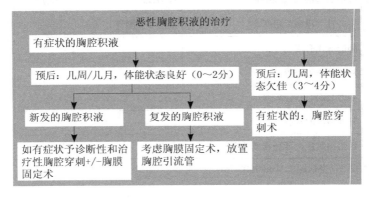

图 4-3　恶性胸腔积液的治疗
（数据源于 Edmonds 和 Wiles[106]）

恶性疮口

定义
恶性疮口是肿瘤侵犯皮肤表皮及周围血管、淋巴管引起的。

发病率
约 15% 的转移癌患者会发生真菌样外观的溃疡[111]，其中 62% 是与乳腺癌相关[112]。真菌样溃疡在年龄 >60

岁、晚期肿瘤及生命处于最后 6 个月的老年人中较常发生。恶性疮口可由肿瘤直接侵袭或癌播散引起。常见引起真菌样溃疡的肿瘤有乳腺癌、肉瘤、鳞状细胞癌及黑色素瘤。

评估

恶性疮口可被分为四大类：结节和硬化，真菌样，恶性溃疡和其他。它们对患者可造成显著影响[113]（表 4-41）。

表 4-41　恶性疮口造成的影响

社会心理	包括抑郁、焦虑、不良的躯体形象、自尊心低落、性欲或性行为受抑制
	较厚的包扎影响自我形象、造成行动不便
	患者因身体缺陷和难闻的气味而被家人和朋友孤立
疼痛	通常取决于疮口的部位、组织受侵犯和损伤的深度、神经是否受影响、有神经末梢暴露的活体组织及患者先前关于疼痛和镇痛的经历
渗出	量或多或少，由肿瘤分泌、血管漏出增多引起
气味	当组织缺乏氧气和营养时会产生气味，细菌生长时发生坏死
	产生气味的常见病原体包括厌氧菌和需氧菌
	如恶性溃疡在肠管或肛门周围，气味问题可造成特殊的困扰
	气味可引起恶心、食欲下降，从而导致体重减轻和嗜睡
出血	因肿瘤异常的微循环、恶性细胞腐蚀血管、血小板功能下降引起出血
瘙痒	与浸渍引起的刺激不同，虽然可无明显病因，仍被认为与肿瘤生长有关。难以有效治疗

（资料源于 McDonald 和 Lesage[113]）

检查疮口需注意以下几个方面：
- 位置、尺寸、是增生性还是溃疡性
- 溃疡内部失活组织的量
- 周围皮肤的状况
- 发生严重并发症的可能性（如出血）
- 并发症（如疼痛、渗出、气味、出血和瘙痒）

一般治疗

解释、教育和使患者安心是必须的，因为在多数病例中，治愈是不现实的：

- 患者对疮口的关注是什么
- 影响他们生活质量的因素有什么
- 患者优先选择什么样的治疗
- 治疗的较为现实的目标是什么

药物治疗

治疗通常旨在处理并发症（如疼痛、感染、恶臭），可经口或局部用药。

局部麻醉药

对于局部的疮口疼痛，可使用含 2% 和 4% 利多卡因的局部配方。这些配方被证明在治疗真菌样外观的肿瘤相关的局部皮肤疼痛时，起效迅速、药效显著（持续长达 4 小时）。

镇痛药

有恶性疮口的患者可体验到伤害感受性和神经性疼痛。疼痛可在休息时和（或）更衣时发生。应利用 WHO 阶梯镇痛原则处方适宜的药物[114]。有些证据表明，局部使用 0.8% 吗啡的水凝胶混合物（10mg 吗啡混在 8g Infrasite 凝胶中）可缓解疼痛[115]。

抗生素

虽然可口服使用甲硝唑（400mg，q8h，连用 7 天），但真菌样外观的溃疡血运不畅可影响其药效。局部使用甲硝唑时，可将 200mg 的药片研碎混入润滑凝胶内或使用成品的凝胶制剂。

非药物治疗

敷料

根据疮口种类和部位、是否存在渗出或气味、舒适度和患者的喜好来选择敷料。需按照需要，经常换药来处理气味、疼痛、出血和渗出。当使用敷料时，注意以下几点：

- 选用合适尺寸的敷料
- 疮口周围区域要仔细处理，保证密封良好
- 不要拉伸敷料或在张力下使用敷料
- 若有浸渍的风险，则应通过隔绝的方式保护周围皮肤
- 仔细去除敷料，安全处理用过的敷料

水凝胶敷料适用于轻微渗出的伤口，但不适用于感染的或严重渗出的伤口。它们含有 70% ～ 90% 的水分，帮助干燥、有腐肉和坏死伤口的再水化和自溶性清创。多数水凝胶需要再覆盖一层敷料。可使用多种配方，包括凝胶配方（适应不同形状的伤口）和水凝胶薄膜（具有更稳固的支撑）。

水状胶体敷料帮助干燥、有腐肉和坏死伤口的再水

化和自溶性清创。它们含有不同的成分，如甲基纤维素、果胶、明胶和聚异丁烯。当与伤口渗出物接触时，水状凝胶逐渐吸收液体，形成覆盖伤口的水凝胶[116]。

活性炭敷料可被用来吸收气味，充当滤器，在从伤口散出的挥发性恶臭的化学物质飘散进空气之前与之结合。一些炭敷料可被用作直接接触伤口的敷料（特别是当它们含有其他活性原料如藻朊酸盐、水状胶体或银），其他的炭敷料被用作不直接接触伤口的敷料。因活性炭在变潮湿时会失去其吸附气味的属性，因此必须经常更换敷料。如果伤口的形状不规则，使用炭敷料是有困难的，因为许多碳敷料必须是在密封的包装中使用的[117, 118]。

其他疗法
在某些病例可考虑以下疗法：
- 体外放射治疗
- 外科清创
- 化疗
- 激素治疗

瘘

瘘是在两个中空器官之间形成的异常窦道。抗分泌药物，如抗胆碱药和生长抑素类似物可减少分泌。护理方面与造瘘护理原则相似[119]：
- 使用屏障产品预防皮肤剥脱
- 用密闭造瘘装置或伤口处理装置收集流出的渗液

● 用密闭装置处理气味；在倒空袋子或更换袋子时使用可中和气味的喷雾

● 用营养物质和液体维持摄入和消耗的平衡，可能需要肠内或肠外营养

● 给予支持照护，以保护患者的自主权和社交能力

● 必要时可请组织恢复方面的临床护理专家会诊

肌阵挛

定义

肌阵挛是一般累及四肢的间断性、不规则的、非自主的痉挛样动作。

发病率

肌阵挛可由制动、疼痛或其他感觉刺激引发。它还是阿片类药物一种公认的副作用，并且在肾损害的患者中更常见[120]。较常见的是轻微的和不经常发生的肌阵挛。

评估

虽然肌阵挛不是一种危及生命的状态，但它可引起严重的、使人丧失活力的功能障碍，对于患者和照护者来说是令人恐惧的症状[121]。患者最常经历肌阵挛是在入睡的时候，它也是一系列神经系统疾病的表现，包括多发性硬化、帕金森病、阿尔茨海默病、亚急性硬化性全脑炎和克雅病。在缓和医疗中，最常见的病因之一是药

物（如阿片类药物），通常由药物滴注过程中加量过快或肾功能不全导致。

一般治疗

肌阵挛若不影响到患者就不需要治疗。若需治疗可减少阿片类药物用量，改变给药途径或换成另一种阿片类药物。

寻找可逆病因：

- 纠正肾衰竭和脱水
- 换用阿片类药物，减少镇痛药物剂量 20% ～ 30%
- 如果肾衰竭是不可逆的，减少阿片类药物用量和给药间隔
- 以上治疗一般可以解决问题。极少情况下需使用苯二氮䓬类药物

药物治疗

苯二氮䓬类药物在治疗肌阵挛中有效[54]：

- 起始每晚口服或皮下给予 1mg 氯硝西泮（老年人用 500μg），坚持 4 天，根据用药 2 ～ 4 周后的反应加量至每晚 4 ～ 8mg 的常规维持剂量（也可按需分 3 ～ 4 次给药）
- 分次经口给予每天 2 ～ 15mg 的地西泮，在痉挛状态下根据反应可加量至每天 60mg
- 垂死患者给予咪达唑仑 5mg，立即皮下注射或 10mg/24h CSCI，依据反应逐步调整剂量

巴氯芬或丹曲林是有效的非苯二氮䓬类替代药物，用于在地西泮镇静作用过强、不存在相关焦虑或预计长

时间用药等情况。常用剂量是：

- 巴氯芬 5mg，每日 3 次（加量至 100mg，每日 3 次）
- 丹曲林每晚 25mg（常规剂量 75mg，每日 3 次）

恶心和呕吐

定义

恶心是在喉部背侧和上腹部的不愉悦的感受，这种感受可能引起呕吐。呕吐是胃内容物经口或鼻腔的有力排出。干呕是不成功的呕吐[122]。

发病率

恶心在晚期肿瘤患者中发病率为 20%～30%，在生命最后 1 周达到 70%[123]。所有癌症患者，大约有 20% 会发生呕吐。恶心和呕吐在晚期妇科肿瘤（42%）和进展期胃癌（36%）患者中发病率最高[124]。大约 30% 的患者在第 1 周接受吗啡治疗时即感到恶心[125]。

评估

虽然恶心、呕吐和干呕是不同的概念，但它们通常混淆使用，导致不准确的评估。此外，恶心或呕吐是可预测的、急性的、延迟发生的或慢性的，因此只有准确的评估才能给予患者恰当的治疗和更好的症状控制（表 4-42）[126]。

表 4-42　恶心与呕吐的特点

原因	举例	机制	临床特点
脑膜受到刺激或牵拉	颅内肿瘤所致颅内压升高	未知：可能与脑膜机械感受器有关	平躺时恶心、头痛，局灶神经体征及视神经盘水肿
盆腔或腹部肿瘤	肠系膜转移、肝转移、输尿管梗阻、腹膜后肿瘤	机械感受器受到牵张	恶心及呕吐可由机械感受器受到牵张引起。也可出现疼痛定位不准，伴或不伴放射痛。常需要影像学协助诊断
恶性病变引发消化道梗阻	机械性：肿瘤侵犯或外压 功能性：因恶性病变侵及神经、消化道平滑肌或血供引起的消化道运动异常	机械感受器受到牵张	隐匿起病，持续不全梗阻；90% 患者出现腹痛；70% 重叠绞痛；肠道被网膜转移所包裹或高位梗阻时腹胀较少见；呕吐是高位梗阻早期表现，可为大量呕吐，而在大肠梗阻中为晚期表现；为明确诊断应行进一步检查，应注意除外便秘
胃潴留	药物（抗组胺药物、阿片类药物） 排空相关的机械性梗阻：肿瘤、胃炎、消化性溃疡、肝大 自主神经衰竭：如进展期糖尿病	胃机械感受器	饱胀感 心口痛 反酸 呃逆 早饱 稍感恶心即引发大量呕吐 呕吐后所有症状减轻

续表

原因	举例	机制	临床特点
化学性/代谢性	药物：抗癫痫药、阿片类、抗生素、地高辛、细胞毒药物 代谢性：高钙血症（在出现嗜睡、意识错乱、烦渴时需考虑，尤其是突然毒素出现如肿瘤坏死、细菌毒素）	触发区的化学感受器	症状发作与药物治疗的开始相关 嗜睡提示着高钙血症（50%的患者嗜睡为仅有表现） 意识错乱常见 多尿和夜尿也可存在，但同时存在脱水时更明显 进行血生化检查可明确诊断
焦虑诱发	对疾病诊断、治疗的担心，疾病复合症状，社会问题，细胞毒药物应用前呕吐	大脑皮层多种感受器	通常为排外诊断 有神经紧张症状时更加提示
运动相关	腹部肿瘤 阿片类药物 疾病侵犯前庭系统	肿瘤对机械感受器的牵张作用 前庭敏感性增加、前庭功能紊乱	腹部肿瘤表现 前庭系统疾病或近期阿片类药物加量

（资料源于 Patient UK [126]）

●病史：症状发生时间，食物和液体摄入情况，用药情况，疼痛，排便习惯和泌尿系统症状

●体格检查：脱水情况，感染，黄疸，神经系统体征，腹部体征，直肠指诊

●辅助检查：尿素和电解质，血清纠正钙离子，肝功能，全血细胞分析和细胞分类，尿培养，腹部超声/平片，内镜，CT/MRI

一般治疗

需设立恰当的目标，例如：在完全性肠梗阻的患者中，去除恶心和减少呕吐的量和（或）降低呕吐的频率是适合的目标。一般措施包括调整饮食及患者周围环境，明确原因和加重它的因素如药物、严重疼痛、感染、咳嗽和高钙血症等。焦虑可加重任何原因引起的恶心和呕吐，需要特殊处理[127]。

药物治疗

一线药物治疗方案需按照临床综合征并针对可能的呕吐相关受体来制订（表4-43）[126]。镇吐药物需在呕吐前以适当的剂量使用（如开始使用阿片类药物或化疗前），可按需组合用药。即使只有恶心，也应该考虑非经口途径来确保合适的药物生物利用度，并且一旦症状改善就换做口服药。常用的镇吐药在表4-44中列出[54]。

表4-43　潜在病因的处理

脑膜受到刺激或牵拉	存在高颅压的患者，转给放疗评估
	试验性地塞米松疗法（16mg/d，4～5天，逐渐减量至4mg/d）
	加用赛克力嗪25～50mg，每日3次，或左美丙嗪（2.5～5mg，皮下注射，或12.5mg，口服）
盆腔或腹部肿瘤	对于腹部及盆腔脏器的牵张感受器受到刺激所致的症状，赛克力嗪可阻断呕吐中枢的 Ach 及 H_1 受体。包括在活动激惹呕吐加重时首选可尝试赛克力嗪25～50mg，口服或皮下注射
	若持续呕吐可加用地塞米松

不全性肠道梗阻	停止应用渗透性或刺激性泻剂。滴定多库酯钠以软化大便而不出现绞痛症状。避免高纤维膳食，建议少量多餐的方式进食和饮水
	患者恢复排气并不再出现腹部绞痛后应考虑应用促胃肠动力的镇吐药如甲氧氯普胺或多潘立酮
	甲氧氯普胺 10mg，口服，4 次 / 日，或 40 ～ 60mg/24h，持续皮下注射
	多潘立酮体内半衰期较长，口服起始剂量以 20mg，每天两次，必要时可加量至 30mg，口服，或 90mg，经直肠给药，每日 3 次
	促胃肠动力药物不应与 M_1 受体拮抗剂同用（如赛克力嗪、东莨菪碱），因为其效应可被后者完全阻断。若腹痛加剧，立即停用促胃肠动力药物并按梗阻处理
	氟哌啶醇在出现持续呕吐或恶心而无腹痛时可以应用。起始剂量为 2.5mg，皮下注射。它是特异性多巴胺 -2- 受体阻断剂，对于 CTZ 有良好的抑制作用
完全性肠道梗阻	首选治疗为赛克力嗪，它可阻断完全性梗阻时传入迷走神经对于呕吐中枢的刺激。二线治疗为左美丙嗪
	大量呕吐应给予抗分泌药物治疗
	在胃的流出道梗阻伴脱水时可给予鼻胃管置入以引流消化液。应考虑静脉补液，雷尼替丁可减少消化液的分泌
	完全性远段梗阻可能需要丁溴酸东莨菪碱或奥曲肽治疗。如出现腹部绞痛，优先应用东莨菪碱，但它减少消化液分泌作用比奥曲肽慢
	如持续需要应用鼻胃管，可考虑行胃造瘘术
	如果呕吐持续，可考虑在梗阻部位放置支架或应用糖皮质激素治疗
胃潴留	促胃肠动力药如甲氧氯普胺或多潘立酮为一线治疗。如果促胃肠动力药无效，可考虑加用抑制消化液分泌的药物如雷尼替丁或奥曲肽

续表

化学性/ 代谢性	针对阿片类药物、肾衰竭及高钙血症引起的恶心、呕吐，氟哌啶 醇是首选药物。针对高钙血症也可应用双膦酸盐治疗
	可在起始和滴定吗啡时预防性应用促胃肠动力药物
	对于放化疗引起的恶心症状，氟哌啶醇为首选药物，次选左美丙嗪 格拉司琼或昂丹司琼为特异性 5-HT$_3$ 阻断剂，可阻断胃肠道及中 枢神经系统的 5-HT$_3$ 受体
焦虑诱 发	在将恶心、呕吐症状归因于焦虑前需确保除外其他生理因素 避免应用地西泮，因其半衰期较长，对于接受缓和医疗的患者可 导致过度镇静。这些患者常为老年、衰弱、合并肝功能不全或者 正在接受如强阿片类药物镇痛等治疗
运动相 关	首选治疗为，赛克力嗪 50mg，每日 3 次。也可选择氢溴酸东莨 菪碱 300μg，口服或皮下注射，或 1000μg/24h，经皮给药。桂利 嗪也可作为进一步选择
原因未 明	一些情况下，恶心、呕吐的原因不明，或者进一步有创检查无益 于患者预后。在这些患者中可应用广谱镇吐药如左美丙嗪，其可 阻断 5-HT$_2$ 受体、H$_1$-组胺受体及 Ach 受体

Ach：乙酰胆碱；CTZ：化学感受器触发区；HT：羟色胺
（资料源于 Patient UK[126]）

表 4-44　常用镇吐药物

药物名称	口服（直肠） 剂量（mg）	初始/必要 时剂量（mg）	CSCI/ 24h（mg）
赛克力嗪	50，q4～6h	50，po/sc	50～100
多潘立酮	10～20，每天 3 次/每天 4 次（30～60，每天 3 次/每 天 4 次）		
氟哌啶醇	1.5～3，每天 1 次/每天 2 次	1.5，po 1.25～2.5，sc	2.5～5
左美丙嗪	3～6，每天 2 次/晚上	3po 2.5～6.25，sc	6.25～25

续表

药物名称	口服（直肠）剂量（mg）	初始／必要时剂量（mg）	CSCI／24h（mg）
甲氧氯普胺	10～20，每天3次／每天4次	10 po/sc	30～80
丁溴酸东莨菪碱	20，每天4次	20，sc	20～100
氢溴酸东莨菪碱	0.15～0.3，每天2次／每天3次 1/72h，经皮给药	0.4	0.4～2.4

（资料源于 Palliative Drugs[54]）

其他用在恶心和呕吐治疗中的药物包括：

● 糖皮质激素：地塞米松 8～16mg，口服／皮下注射，立即使用及每天使用

● 5-HT$_3$ 受体拮抗剂：格拉司琼 1～2mg 立即使用和每日1次，或昂丹司琼 8mg，立即使用和每日2次／每日3次，口服／皮下注射

● 生长抑素类似物：奥曲肽 100μg，立即使用250～500μg/24h CSCI，100μg，必要时，最多可用至每日4次

若遇到难治性恶心或呕吐，要考虑评估是否充分，治疗是否恰当，或是否由药物引起了症状，是否存在自主神经功能障碍，或是否存在没有解决的心理问题或灵性痛苦。

非药物治疗

恶心呕吐的非药物治疗包括以下方面：

● 针灸／针压法

● 音乐治疗

- 渐进式肌肉放松
- 意象导引

■ 疼痛

定义

疼痛是与实际存在或潜在组织损伤相关的不愉快的感觉或情感体验。

发病率

疼痛仍是癌症相关的最常见和最被畏惧的症状之一。在抗肿瘤治疗中的患者中的发病率为59%，在转移、晚期或疾病末期患者中发病率为64%。此外，33%肿瘤治愈的患者仍有疼痛[128]。

评估

年龄、性别、遗传、社会心理和文化都可影响疼痛和镇痛效果。因此，详尽的、多维度的疼痛评估是至关重要的，而且评估也是恰当的治疗计划的开始。需定期评估疼痛，以确保治疗计划持续有效。许多因素可提高或降低疼痛阈值（表4-45），因此疼痛评估需要超越病理生理学范畴，考虑共存的医学和社会心理问题、了解疼痛对于患者和照护者的意义及其影响并了解疼痛对生活质量的影响。

表 4-45　影响疼痛阈值的因素

影响疼痛阈值的因素	
降低阈值	升高阈值
不适	症状缓解
失眠	睡眠
疲乏	休息
焦虑	放松
恐惧	解释 / 支持
愤怒	理解 / 共情
厌倦	分散注意力的活动
悲伤	陪伴 / 倾听
抑郁	改善心情
内向	理解疼痛的意义和重要性
放弃社交	参与社交
精神隔离	鼓励表达情感

（资料源于 Twycross 和 Lack[129]）

疼痛的种类

疼痛病理生理学基础是影响镇痛效果的因素之一，疼痛大致被分为两类：伤害感受性疼痛和神经性疼痛。

伤害感受性疼痛是引起疼痛的刺激（如创伤、炎症和感染）兴奋 A δ 纤维和 C 纤维引起的神经系统正常反应。伤害性感受疼痛可被分为躯体性和内脏性疼痛。躯体性疼痛由刺激位于真皮或深部组织的疼痛感受器引起。内脏性疼痛由浸润、压迫、伸展或牵拉胸部、腹部或盆腔脏器而刺激疼痛感受器引起。

神经性疼痛起始于神经系统的原发损伤或功能障碍。

神经性疼痛所涉及的机制是复杂的，包括损伤的传入神经纤维产生异位冲动，神经纤维间的相互作用，中枢敏化，去抑制和塑型。神经性疼痛，实际是在异常感觉区域的疼痛，可能与持续的和（或）阵发性的因素相关，通常被描述为正性或负性症状（表4-46），这点可用于辅助诊断[130]。

一般地说，伤害感受性疼痛对非阿片类和阿片类镇痛药反应较好，而神经病理性疼痛可能需要传统镇痛药之外的辅助药物。当患者既有伤害感受性疼痛又有神经病理性疼痛时则差异较大且情况也更复杂。

疼痛评估工具

列举的疼痛评估工具包括简明疼痛量表（brief pain inventory，BPI）[124] 和利兹神经病理性疼痛症状体征评估量表（Leeds assessment of neuropathic signs and symptoms，LANSS）（见附录2[131]）。疼痛评估问题参见表4-47。

一般治疗

癌痛的治疗方案有很多种，可依据原发病、疾病范围、可能的预后、患者的喜好和可利用的资源选用不同的方案。治疗方案应有清晰和可行的目标，并且整合到多学科的照护计划中。一般措施包括解释和使患者放心，生活方式改变（例如调整步速和辅助下进行日常生活）。治疗需要协调和持续进行，并且需要反复再评估。

表 4-46　神经痛的症状

神经痛的症状	
定义	
阳性（正性）	
自发痛	无明确刺激而出现的疼痛
触发痛	不常引起疼痛的刺激诱发的疼痛（接触，移动，冷、热刺激）
痛觉过敏	对可引起疼痛的刺激的过度反应（冷、热、针刺）
感觉倒错	一种不愉快的异常感觉，可自发出现或刺激后出现（如射击感）
感觉异常	一种异常感觉，可自发出现或刺激后出现（如铃声，嗡嗡声，振动感）
阴性（负性）	
感觉迟钝	对刺激不敏感，相应感觉减退（如触觉，痛觉）
感觉丧失	感觉完全缺失（尤其是触觉）
痛觉减退	对疼痛刺激的感觉减退
痛觉缺失	对可正常引起疼痛的刺激缺乏疼痛感

（资料源于 Bennett[130]）

表 4-47　疼痛评估问题

	不同评估问题		提示
S	部位（site）	哪里痛？	考虑使用身体示意图
O	来源（origin）	从哪里开始痛的？疼痛持续了多久？疼痛有没有特殊的原因？	有助于寻找疼痛病因

续表

	不同评估问题		提示
C	特点（character）	怎么个痛法？	有助于了解疼痛病理生理学
R	放射性（radiation）	疼痛会游走到什么地方吗？	可能提示内脏痛或神经痛
A	伴随症状（associated symptoms）	疼痛还伴有其他表现吗？	其他表现可能与疼痛部位不一致（如腹胀，下肢无力或麻木），可能包括情感症状如抑郁
T	病程（time course）	疼痛有什么规律？疼痛是持续性的还是发作性的？疼痛过一段时间会加重吗？	有助于区分静息痛或暴发痛
E	加重或减轻因素（exacerbating/relieving factors）	疼痛会因为什么情况加重或者好转？	活动，进食（加重）休息，镇痛（好转）
S	严重性（severity）	疼痛有多糟糕？	考虑使用疼痛评分

药物治疗

药物治疗是癌痛治疗的基石，用药目标是达到最大可能的疼痛缓解，用最方便的给药模式，同时副作用最少。世界卫生组织提供了癌痛药物治疗的阶梯模式的简单框架[114]（图4-4）。以下是一般原则[132]：

● 选择合适的镇痛药物和剂量（依据疼痛类型和强度）

- 以合适途径给药（考虑药物相关和患者相关的因素）

- 规划合适给药间期（考虑药物相关和患者相关的因素）

- 预防背景疼痛和缓解暴发痛

- 滴定调整到最佳剂量，提供最大程度的获益，同时可承受副作用

- 预测、预防、处理不良反应

- 考虑在每一阶段使用辅助镇痛药

- 定期回顾和再评估

个体化的治疗是 WHO 阶梯治疗的基本原则，因为每一个个体对特定的镇痛药的反应是由几种因素决定的，包括疼痛强度、先前的镇痛经历、患者年龄、肿瘤的范围和并发的疾病。

采用简单的步骤，使用阶梯式的方法来选择镇痛药物，在适当时间、选用适当药物和剂量，费用不高，80% ～ 90% 是有效的[114]。

第一阶：非阿片类药物

WHO 镇痛阶梯推荐的第一阶，用于轻度疼痛（数字化评分 NRS=1 ～ 3），需用非阿片类药物，加或不加辅助镇痛药。对乙酰氨基酚是最常用的镇痛药，在全世界范围内不需处方即可得到，因为它易被人体耐受，作为非阿片药物选择被广泛用于治疗轻度癌性疼痛。NSAIDs 也在第一阶中被推荐。许多剂型是可用的，它们在剂量、花费、药物相互作用和一些特定副作用方面有差异（表 4-48）[54]。

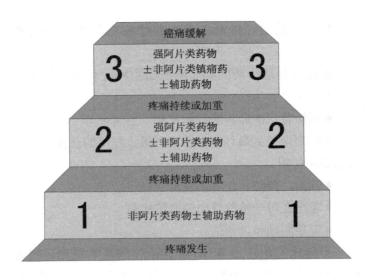

图4-4 世界卫生组织镇痛阶梯
（资料源于WHO[114]）

表4-48 使用NSAIDs药物时增加上消化道毒性反应的因素

使用NSAIDs药物时增加上消化道毒性反应的因素
● 年龄大（>65岁）
● 之前有消化性溃疡病史，特别是合并出血或穿孔
● 并存其他疾病
● 吸烟
● NSAIDs种类（例如酮洛芬、酮洛酸和吡罗昔康相比其他NSAIDs更易出现严重胃肠道毒性反应）
● 增加NSAIDs剂量
● 使用多种NSAIDs
● NSAIDs与其他增加溃疡或出血风险的药物合用，比如糖皮质激素，抗凝药（如华法林），选择性五羟色胺再摄取抑制剂和抗血小板药（如阿司匹林）
● 存在肾脏、心脏或肝脏损害

（资料源于Palliative Drugs[54]）

第二阶：用于轻到中度疼痛的阿片类药物

WHO 阶梯推荐中度疼痛（NRS=4 ~ 6）或在尝试非阿片类镇痛药后没有达到有效症状缓解的患者使用用于治疗轻到中度疼痛的阿片类药物，之前被称为弱阿片类。这类药物包括可待因和二氢可待因，在治疗剂量时无证据表明哪种药物更好。非阿片类药物可与第二阶阿片类药物合用，在某些国家流行阿片/非阿片类组合药物，大部分原因是因为方便。然而，需小心组合配方中的药物剂量，因为有些药物含有的阿片类的剂量并没有达到治疗剂量。因此，一般而言，使用药物的组合优于组合药物。

第三阶：用于中到重度疼痛的阿片类药物

重度疼痛（NRS=7 ~ 10）或在第二阶梯治疗后症状无明显改善者，应使用用于中到重度疼痛的阿片类药物，之前被称为强阿片类。吗啡因易得、临床医生熟悉、确定的有效性、给药途径便捷、配方的多样性和相对低的价格而成为最常用的第三阶梯阿片类药物。如果可能的话，尽可能经口给药，应定期重复给予可耐受的剂量，以防止疼痛复发。正常释放的吗啡剂型常用于剂量滴定并且常规 4 小时给药，在滴定调整阶段，可按需给予额外的剂量。在某些患者缓释剂型也可用于药量的滴定调整。

正常释放的吗啡起始剂量通常是 5 ~ 10mg q4h，但是衰弱的老年患者或那些肾功能差的患者起始量需降低。在 24 或 48 小时后，可重新评估每天的需要量，并可按需通过加量或减量 25% ~ 50% 来调整剂量。这个过程持续到疼痛满意缓解为止。

剂量的个体化是阿片治疗的主要原则，并且患者可能需要定期的剂量调整。许多患者可采用一天一次或两次的缓释剂型来维持。使用缓释剂型的患者，同时应给予普通的剂型来处理在缓释剂型治疗过程中或治疗间期的疼痛加重。此类镇痛药物没有特定的天花板效应（译者注：没有剂量上限）。

虽然仍存在对吗啡的传言（表4-49），但只要按照临床评估正规来使用就是安全的。当存在担心时，应寻求专家的建议而不是让患者得不到足够的镇痛。虽然吗啡通常被认为是镇痛的金标准，其他阿片类药物包括羟考酮、芬太尼、二氢吗啡酮和美沙酮也是可以使用的[133]。药物转换表见表4-50[134]但使用该表需谨慎，其内容只能作为粗略的指导，因为药物剂量可能存在巨大的差异。不论何时转换使用阿片类药物，必需重新进行临床评估，并根据评估情况重新调整剂量。从专业角度看美沙酮可能是用的最好的，特别是在从另一种阿片类药物转用此药时。

图4-49 关于吗啡的传言

关于吗啡的传言
● 吗啡是治疗的"最后一招"
● 吗啡会加速死亡
● 吗啡耐受和依赖很常见
● 许多患者，尤其是那些使用阿片类药物的患者，会表现出"觅药"行为
● 因药物存在成瘾、呼吸抑制、耐药、恶心、镇静、认知损伤、便秘和监管等方面的问题，所以在处方和分配此类药物时应十分谨慎
● 如果患者对一种阿片类药物不耐受，那么其对所有阿片类药物都将不耐受

其他给药途径

成功的药物治疗常依赖于药物的给药途径。当阿片类药物用于癌痛时，优先选用口服途径，通常是因为此途径方便且省钱。然而，也有口服途径既不可行也不为人接受的情况。考虑选择替代给药途径的因素包括患者状况（例如吞咽困难、恶心和患者喜好），疼痛（例如疼痛发作速度，持续时间和可预测性），和镇痛药物（例如药物动力学和药物代谢学参数）（表 4-51）。非口服的阿片类药物可被用来调整药量、治疗背景疼痛或暴发痛。

表 4-50 阿片类药物转换

阿片类药物转换		
从当前阿片类药物转换	转换为另一种阿片类药物和（或）新的给药途径	药物转换 *
举例 将 120mg 口服吗啡转换成皮下 24 小时注射二乙酰吗啡		剂量除以 3（120/3——40mg 二乙酰吗啡皮下注射 24 小时）
口服 – 口服转换		
口服可待因	口服吗啡	剂量除以 10（单位一致）
口服曲马多	口服吗啡	剂量除以 5
口服吗啡	口服羟考酮	剂量除以 2
口服吗啡	口服二氢吗啡酮	剂量除以 7.5
口服 – 经皮转换		
口服吗啡	经皮芬太尼	参考药物说明书
口服吗啡	经皮丁丙诺啡	寻求缓和医疗专业人员建议
口服 – 皮下转换		
口服吗啡	皮下注射吗啡	剂量除以 2
口服吗啡	皮下注射二乙酰吗啡	剂量除以 3

续表

阿片类药物转换		
口服羟考酮	皮下注射吗啡	剂量无变化
口服羟考酮	皮下注射羟考酮	剂量除以 2
口服羟考酮	皮卡注射二乙酰吗啡	剂量除以 1.5
口服二氢吗啡酮	皮下注射二氢吗啡酮	寻求缓和医疗专业人员建议
其他不常用于缓和医疗的给药途径		
皮下或肌注吗啡	静脉给予吗啡	无变化
静脉给予吗啡	口服吗啡	剂量乘以 2
口服吗啡	肌注吗啡	剂量除以 2

*在计算转换后剂量时，用当前 24 小时阿片剂量除以第三列的相应数字就得到了新的阿片类药物和（或）新的给药途径（第二列下的 24 小时的剂量）。阿片类药物或途径都应使用相同的单位，如吗啡的毫克数转换成羟考酮的毫克数（经 Scottish Intercollegiate Guidelines Network 允许复制）[134]

表 4-51　非口服给药途径适应证

非口服给药途径适应证
● 吞咽困难
● 口腔或咽部病变
● 持续恶心或呕吐
● 胃肠吸收功能差
● 肠梗阻
● 严重的虚弱或恶病质
● 昏迷或即将死亡患者

在转换阿片类药物后，有必要根据效力和不良反应

来监测和调整剂量。

阿片类药物可通过直肠、肠外、舌下、颊黏膜、鼻腔或吸入等非经口途径给予来滴定调整剂量和治疗背景痛[135]。当不改变药物种类而只改变给药途径时，药物的剂量通常是要调整的。对于首过效应较大的阿片类药物，从经口转到肠外途径，剂量调整是非常重要的。评估是重要的，因为颊黏膜、舌下和吸入途径对有严重认知障碍或处于昏迷状态下的患者无效，而经直肠途径对于腹泻、结肠造口、痔疮和肛裂的患者是不合适的。

因使用方便，常优先使用缓释剂型来治疗背景痛。现在经皮给药治疗背景痛是被广泛接受的，前提是疼痛稳定，芬太尼（表 4-52）和丁丙诺啡（表 4-53）可通过此种方式给药[136]。经皮芬太尼通常是每 72 小时更换一次（虽然少数患者需 48 小时换贴片），经皮丁丙诺啡贴片每 4 天（Transtec 剂型）或 7 天（BuTrans 剂型）换贴。

表 4-52　芬太尼透皮贴的剂量转换

口服吗啡每日剂量（mg）	芬太尼（μg/h）	4 小时口服吗啡剂量（mg）
30	25	5
60	25	10
90	25	15
120	37	20
180	50	30
240	75	40
300	75	50
360	100	60

表 4-53　经皮丁丙诺啡贴剂转换指南

每日口服吗啡剂量（mg）	经皮丁丙诺啡剂量（μg/h）	
Bu Trans		
12	5	120
24	10	240
48	20	480
Transtec		
84	35	840
126	52.5	1260
168	70	1680

转换剂量比是 100∶1（摘自 Palliative Drugs[136]）

经脊髓途径给予阿片类药物，在少数经过仔细的口服阿片类剂量调整后仍没获得满意的镇痛效果的患者，或那些因副作用而需要限制药物剂量的患者是适宜的。硬膜外给药可通过经皮或置入硬膜外的导管进行。使用可完全置入泵来进行鞘内给药适用于生存期较长的患者。非阿片类药物也可经脊髓给药，单用或与阿片类药物合用以治疗难治性癌痛。

当患者无法吞咽或吸收口服阿片类药物时可全身给药，且通常是经静脉或皮下方式持续给药，经皮下更常见。任何一种有注射剂型的阿片类药物均可通过此种途径给药。

处理不良反应

阿片类药物相关不良反应包括便秘、恶心、呕吐、瘙痒、肌阵挛、谵妄和困倦[137]（表 4-54）。阿片类药物的耐受剂量在不同时间、同患者和不同患者间差异很大，耐受特定剂量的能力取决于疼痛对阿片类药物的反应程度、先前阿片类药物接触史、滴定时调整剂量的速度、合并用药和肾功能[139]。

表 4-54　阿片类药物的不良反应和处理

不良反应	处理
恶心呕吐	氟哌啶醇 1.5 ～ 3mg 晚间给药
	甲氧氯普胺 10mg tid，可考虑非口服途径给药
	多潘立酮 10mg tid
皮肤瘙痒	非药物治疗
	阿片类药物轮替
	盐酸西替利嗪 10mg qd
	昂丹司琼 4 ～ 8mg bid
嗜睡	减少阿片类药物剂量
	回顾其他镇静药物使用情况
	阿片类药物轮替
肌阵挛	阿片类药物轮替
	地西泮 2mg bid/tid
	氯硝西泮 0.5 ～ 1.0mg bid
	丹曲洛林 25mg 每晚一次（常用 75mg tid）
	巴氯芬 5mg tid（可加量至 100mg 分次给予）
谵妄	阿片类药物轮替
	氟哌啶醇 3 ～ 5mg 每日（每晚或持续皮下注射）
	地西泮 2 ～ 5mg tid（如需皮下持续注射可使用咪达唑仑）
便秘	预防性治疗
	软化大便或刺激肠道蠕动（如聚乙二醇钠钾散或番泻叶）
	直肠给药
	阿片类药物拮抗剂（甲基纳曲酮 8 ～ 12mg 隔日皮下注射）

（资料源于 Cherny 等[138]）

当不良反应变得棘手时可考虑以下方法[131]：

- 回顾和重新评估疼痛
- 阿片类药物减量
- 处理不良反应
- 加用辅助镇痛药物
- 换用另一种阿片类药物
- 转换给药途径
- 考虑替代治疗方案
- 寻求建议

需要仔细评估以在阿片类不良反应、并发疾病、脱水及药物相互作用间进行区别；此外，在某个特定剂量下使用阿片类药物时出现的新的不良反应不太可能是单独由阿片类药物本身引起，需寻找其他的因素。

阿片类药物转换

癌痛患者有时在获得有效镇痛之前即发生了不良反应，使得无法继续加量或者即便剂量提升很快但镇痛效果的不好[140]。阿片类转换这个术语的意思是在临床实践中用一种强效阿片类药物代替另一种强阿片类药物，以更好地获得在疼痛缓解和不良反应之间的平衡。不同的阿片类药物转换类型包括：

- 转换药物种类，但不改变用药途径
- 不改变药物种类而只改变用药途径
- 既改变药物种类也改变用药途径

转换的原因包括无法控制的疼痛和不良反应（它们

可合并或单独存在），临床情况变化（患者不再能经口服药）和使用的方便性。

阿片类转换需小心谨慎，因为目前可用的对等剂量转换表是在疼痛已被控制的情况下用作指导的，且通常给予的是低剂量（表4-55）[140]。对于疼痛并未控制的患者，存在不良反应，使用的阿片类药物的剂量很高，两种阿片类药物之间的转换特点在不同个体之间及同一个患者身上差异可以很大，这取决于哪一种阿片类药物是先使用的。在美沙酮的例子中，要依据先前阿片类药物的剂量进行的药物之间的转换。如果有疑问，需寻求专家的帮助。

表 4-55　阿片类药物转换的原则

使用剂量换算表格	● 可使用剂量换算表计算新阿片类药物剂量
	● 剂量转换表应用于慢性疼痛管理
	● 不同种类阿片类药物在患者中个体差异很大
	● 剂量转换表仅可作为指导，不能取代临床评估和再评估
	● 换药过程中可能出现部分交叉耐药
新加阿片类药物剂量	● 临床医生应保守计算阿片类药物换用的剂量
	● 新换阿片类药物药物应采用低于（如30%～50%）剂量换算表预计剂量
	● 换药期应密切监测患者临床表现，根据疗效滴定用药
	● 疼痛控制不佳时可加量
	● 如患者出现幻觉、嗜睡等副作用，剂量应滴定下调

（资料源于 Cherny 等 [137]）

耐受，成瘾和生理依赖

阿片类药物的耐受问题在临床癌性疼痛控制的实践

中是少见的。阿片类剂量的需求增加，通常是因为身体活动增加或因为疾病进展，后者是更常见的原因。

成瘾是一种包含三种元素的心理现象：丧失控制；即使有严重后果也继续服药；对获取药物、使用药物、再从药效中恢复过来这一过程变得专注或痴迷。成瘾对于大多数癌痛患者通常不是问题，但对于先前有过成瘾史的患者可能存在问题。

阿片类药物与其他许多药物相似，可以引起躯体依赖。机体为适应阿片类药物产生了变化，当突然停药时，可引起撤药综合征，在某些患者中通常表现为流感样症状。

疼痛控制的障碍

虽然运用 WHO 指南可使大部分患者的疼痛得到有效控制，研究表明许多患者仍饱受严重疼痛的困扰。有效控制疼痛的障碍大致被分为与医护人员、患者和医疗体系相关的几方面问题（表 4-56）[141]。

表 4-56　疼痛控制的障碍

医护人员	疼痛控制知识不足
	疼痛评估欠佳
	对物质滥用监管的担心
	对患者成瘾的担忧
	对镇痛药物副作用的担心
	对患者发生镇痛药物耐受的担心

续表

患者	不愿报告疼痛（担心分散医生治疗疾病的注意力，担心疼痛意味着疾病恶化，担心自己不是一个"好"病人） 坚信疼痛是不可避免的 不愿服用镇痛药物（担心成瘾或被人认为是吸毒者，担心无法处理的不良反应，担心对镇痛药物的耐受） 存在不能服用药物的生理性问题
医疗系统	对癌痛治疗没有优先考虑 对成瘾物质的限制性管制 药物的可用性或可获得性问题

（资料源于 International Association for the study of pain[141]）

挑战在于相信患者、准确评估疼痛种类和强度以及全程选用合适的治疗方案。可考虑以下方法来应对挑战：

- 增加医护人员的知识
- 与患者和其他医护人员进行良好的口头和笔头沟通
- 对患者和照护者进行教育，使他们对缓解疼痛放心，去除消极接受疼痛的想法
- 有实现可靠和现实目标的详尽计划
- 全程鼓励患者和照护者的参与

辅助镇痛药物

辅助镇痛药物是指药品的首要适应证并非疼痛，但在某些疼痛的情况下具有镇痛效果的药物[138]。它们被用来提升阿片类药物的镇痛效果、处理加重疼痛的症状以及帮助平衡阿片类药物剂量相关的不良反应。这个术语还用来指那些需与阿片类药物同时服用的用来处理不良反应的药物（如镇吐药和缓泻剂）。

辅助镇痛药包括许多种不同种类的药物，对阿片类

只有部分反应的疼痛患者意义重大[133]。一些辅助镇痛药在一些疼痛情况下可起作用（如抗抑郁药），其他的一些则特定地用于神经性疼痛（如抗痉挛药），骨痛（如双膦酸盐），骨骼肌肉痛（如肌松剂），源于肠梗阻的疼痛（如抗胆碱药）。辅助镇痛药可在镇痛三阶梯治疗的任一阶梯使用。然而，它们的使用通常源于坊间经验，需要更多的证据来说明这些药物的最有效的使用方式（表 4-57）[142]。

表 4-57　辅助镇痛疗法

疼痛种类	辅助治疗	剂量
骨痛	非甾体抗炎药	如果疼痛严重，或患者在休息时即感到疼痛，可从世卫组织的镇痛阶梯的第三阶梯开始镇痛，可在一种强效吗啡药物的基础上结合对乙酰氨基酚或一种非甾体抗炎药
	双膦酸盐	氯膦酸钠 1600mg/d 一次性注射或分两次注射；一天最高 3200mg。一些资料推荐 1.5g 静脉负荷剂量
		氯屈膦酸二钠 1040～2080mg/d 一次性注射或分两次注射
		帕米磷酸二钠 90mg 每 4 周缓慢注射一次（在乳腺癌患者中为与化疗同步可每三周给一次）
		唑来膦酸与伊班膦酸也被用来治疗骨痛
肠绞痛	解痉剂	丁溴东莨菪碱（莨菪碱）20mg 每日 4 次口服，丁溴东莨菪碱 10～25mg 每日最高 3 次皮下，静脉，或肌内注射
肌肉痉挛	肌肉松弛剂	地西泮 5mg 每晚（范围 2～10mg 每晚）。推荐在晚间单次剂量使用以减少诸如困倦等副作用的影响。然而，一些资料推荐 5mg 每日 2 次 / 每日 3 次口服或肛塞
		巴氯芬开始 5mg 每日 3 次，按需每隔 3 天增加 5mg，每日 3 次；最大剂量每天 100mg

续表

疼痛种类	辅助治疗	剂量
神经性疼痛	糖皮质激素	由神经压迫引起的疼痛可用糖皮质激素缓解，如地塞米松 4 ～ 8mg 每日 1 次。糖皮质激素还可用来缓解由脊髓压迫引起的疼痛，例如 12 ～ 16mg 每日 1 次
	三环类抗抑郁药	阿米替林 10 ～ 25mg 夜间服用，可逐渐加量直到疼痛控制；维持剂量 25 ～ 75mg 夜间服用
		丙米嗪、去甲替林 10mg 夜晚服用，可逐渐加量直到疼痛控制；维持剂量 25 ～ 75mg 夜间服用
	抗惊厥药	普瑞巴林最开始 150mg/d，分 2 ～ 3 给药
		在 3 ～ 7 天后按需逐渐增加剂量至 300mg，再过 7 天后可按需增加至每日 600mg 最大剂量
		加巴喷丁：第一天 300mg 每日 1 次；第二天 300mg 每日 2 次；第三天 300mg 每日 3 次；或在第一天时以 300mg 每日 3 次开始。然后每 2 ～ 3 天每日增加 300mg 直到每天 3600mg 分 3 次服用
		丙戊酸钠 200 ～ 500mg 夜间服用，按需可增加至 1.5g/d。一些资料推荐起始剂量为 100mg 每日 2 次，每三天增加 200mg/d；日常维持剂量为 1 ～ 2g/d
		卡马西平：与治疗癫痫时的剂量相同。另一种选择是，第一周在夜间服用 100mg，第二周 100mg 每日 2 次，第三周 100mg 每日 3 次，第四周 200mg 每日 2 次，然后 200mg 每日 3 次；维持剂量 200mg 每日 2 或 4 次
	NMDA 受体拮抗剂	氯胺酮：临床推荐剂量不同。可口服，皮下或持续皮下输注。推荐口服剂量：10 ～ 25mg 每日 3 ～ 4 次，以每次 10 ～ 25mg 的幅度逐渐增加至最高 50mg，每日 4 次
		美沙酮：在神经性疼痛中可能起作用，因其潜在的门冬氨酸受体拮抗性质

（资料源于 MIMS[142]，经 Monthly Index of Medical Specialilstes 允许复制）

辅助镇痛疗法

放疗

超过 50% 的癌症患者接受放疗，在 1/3 的病例中，放疗是姑息性的。在疼痛时可考虑放疗，且目的是用最小的剂量和最少的治疗次数快速缓解疼痛（可适用于）：

- 骨转移
- 神经受压
- 真菌样疮口
- 吞咽困难
- 盆腔癌痛
- 胸部癌痛
- 颅内压升高
- 静脉阻塞
- 淋巴阻塞
- 脊髓压迫

可发生的不良反应包括恶心、呕吐、腹泻、食管炎、脱发、黏膜炎和口干。不良反应的类型和发病率取决于放疗的部位和剂量。

化疗

细胞毒性药物可引起细胞的直接损伤，对于活跃分裂的细胞最有效。细胞毒性药物可分许多种类，包括：烷化剂、细胞毒性抗生素、抗代谢物、长春碱和依托泊苷儿类。每一类都有其特征性的抗肿瘤活性、作用部位和毒性。细胞毒性药物可以单用也可以合用。虽然不是所有肿瘤对化疗都有反应，但对有反应的肿瘤来说有可能存在缓解疼痛的效果。不良反应较常见，包括恶心、呕吐、黏膜炎、骨髓抑制、出血、感染和脱发。在开始时阐明化疗的目标和治疗计划是很重要的，并且应根据包括副反应在内的治疗情况来回顾和修订治疗计划。

激素治疗

在某些肿瘤，激素可以调节病理过程并由此缓解疼痛。这个效应被认为源于与特定肿瘤受体的相互作用。两个例子：乳腺癌，其中大约一半的患者从激素治疗中获益；前列腺癌，血清雄性激素的下降对大多数患者有利。

手术

对于癌症相关疼痛的患者，有许多情况可考虑手术干预：

- 缓解肠梗阻
- 缓解泌尿系统梗阻
- 脊髓解压
- 病理性骨折的内固定
- 骨转移的预防性内固定
- 脊髓索切开术
- 垂体切除
- 卵巢切除术
- 睾丸切除术
- 孤立性转移灶切除
- 脑瘤切除
- 坏死疮口的清创
- 脓肿的切开和引流

患者还可能存在通常需要手术治疗的并发疾病所引起的疼痛（如阑尾炎和脏器穿孔）。可行手术的患者一般是病情稳定（除非是急诊手术），病情局限及同意手术者。手术对于存在广泛扩散的疾病和体力状态较差的患者通常是不适宜的。

镇痛的程序

有许多治疗可在疼痛门诊进行，如药物治疗、神经阻滞、神经刺激（如针灸、经皮神经刺激和刺激器植入）和心理治疗。在神经阻滞中，有些可以弥补口服药物治疗的不足。这种方法尤其适用于静息时镇痛有效、但运动时镇痛欠佳的情况，或适用于其他部位疼痛控制较好而局部有疼痛暴发。选用的药物包括局部止痛药（如布比卡因），破坏神经的制剂（如苯酚、酒精和甘油）及物理方法（如冷镇痛法和射频）。

心理疗法可以帮助医务人员理解患者如何应对疼痛及支持和鼓励患者去发现应对疼痛的技巧：

- 个人和团体咨询
- 生物反馈
- 放松技巧
- 自我催眠
- 视觉影像
- 学习或调解技巧

来自家庭照料者的支持也同样重要，因为他们可帮助患者识别有效应对疼痛的策略，并鼓励他们在经历疼痛时运用这些策略。疼痛非常难以被控制的患者，可从教育或社会心理治疗中受益，这些治疗旨在提升他们应对疼痛的技巧。一些心理治疗可帮助减少疼痛或应对疼痛带来的影响。

物理治疗

物理治疗是考虑不同的健康状态，运用物理的方法来促进、维持和恢复生理、心理和社会层面的幸福状态。理疗师作为多学科团队的一部分运用以患者为中心的方法进行物理治疗。无论患者预后如何，物理疗法（表4-58）通过帮助患者在功能上发挥出最大的潜力并保持自理或让患者从包括疼痛在内的令人困扰的症状中获得解脱，把疾病或其治疗对患者产生的影响降到最低，提升其生活质量。

表 4-58　癌痛的物理治疗

癌痛的物理治疗	
接触疗法	按摩 芳香疗法 反射疗法
愈合和能量疗法	灵气 灵性治疗 治疗性抚触 催眠和催眠疗法 针灸 顺势疗法

替代疗法

替代疗法通常是指一系列与正统医学治疗相并行或整合的治疗方法。调查显示超过 30% 的癌症患者使用过替代疗法，大多是在临终关怀机构和医院中，其中高达

20% 的服务是志愿者组织提供的。超过 90% 的机构提供接触疗法，如芳香疗法、按摩和反射疗法；超过 80% 的机构提供身心治疗，例如放松和视觉治疗；大约 45% 的机构提供愈合和能量疗法[143]。许多辅助疗法对癌痛有效；需事先仔细评估以明确获益、风险、副反应及对传统疗法的干扰。

暴发痛

定义

暴发痛是指在背景疼痛控制相对稳定和充分的情况下，疼痛的短暂加重，既可自发出现、也可与特定的可预测或不可预测的触发因素相关[144]。

发病率

报道的暴发痛的发病率为 20% ～ 95%[145]。疼痛可以是可预测或不可预测的，感觉起来与背景痛相似，但暴发痛通常更严重。患者每天可经历高达 4 次暴发痛，需与控制不佳的背景疼痛相鉴别。

评估

暴发痛是一种可导致失能、状态变差及严重影响生活质量的颇具特异性的现象。与背景痛相似，暴发痛的病理生理基础可以是内脏的、躯体的、神经性的或混合性的，病因可与癌症或其治疗直接相关，或与癌症不相关[145]。

暴发痛的特点是：

● 发生较快（在 1 ~ 3 分钟内达峰）

● 强度是中到重度

● 持续时间短（中位时间 30 分钟，范围在 1 ~ 240 分钟）

● 与不良心理结局相关

● 与不良的功能结局相关

● 与常规阿片类治疗反应变差相关

● 与负性社会和经济结局相关

暴发痛有两种亚型，即偶发性疼痛和自发性疼痛（表 4-59）。

图 4-59　暴发痛的类型

暴发痛的类型	
亚型	特点
偶发性	
可预测的	与可预测的、短暂的身体活动如运动、排尿、呼吸相对应
不可预测的	与（不可预测的）暂时的身体活动如打喷嚏、膀胱痉挛等相关
特发性 / 自发性	不与已知病因相关，通常持续时间比偶发性更长

暴发痛需与背景痛鉴别，尤其是在背景痛控制不佳的情况下。许多病例中背景痛和暴发痛是相关的（图 4-5）[144]。目前暂无用于暴发痛临床评估的有效工具。然而，暴发痛通常在以下方面具有特殊性：部位、强度、短暂发作的特点、与固定镇痛方案固定给药时间的关系、诱发因素、可

预测性、病理生理、病因和缓解因素（见附录2）。

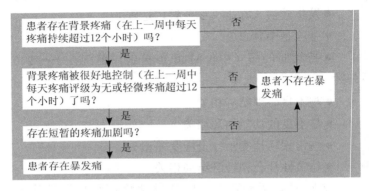

图 4-5　暴发痛的诊断流程
（资料源于 Davies 等[144]）

一般处理

仔细的评估、良好的沟通、使患者对疼痛缓解有信心并鼓励患者和照护者参与，以使暴发痛治疗获得最佳的效果。治疗包括药物和非药物的方法，需与整个照护计划整合，并且适合疾病的不同阶段（表 4-60）[146]。

表 4-60　暴发痛的治疗

暴发痛的治疗	
生活方式改变	**应对策略**
病理过程的变化	抗肿瘤治疗
处理可逆因素	偶发性疼痛的诱发因素
暴发痛的症状治疗	药物和非药物性的治疗
重新评估	对疼痛和治疗的重新评价

（资料源于 Zeppetella[146]）

专家组 [英国缓和医疗联盟（Association for Palliative Medicinie，APM)] 最近做出了关于暴发痛的评估和治疗的推荐（图 4-6）[144]：

1. 存在疼痛的患者需评估是否存在暴发痛。

2. 存在暴发痛的患者需对其暴发痛进行特别评估。

3. 暴发痛的治疗需个体化。

4. 需考虑处理疼痛的潜在病因。

5. 需考虑避免 / 处理疼痛的诱发因素。

6. 需考虑调整背景镇痛方案 / 全天的用药。

7. 阿片类药物是暴发痛的解救用药。

8. 解救用的阿片类药物剂量需根据个人情况滴定调整。

9. 非药物方法可能对暴发痛发作有效。

10. 非阿片类镇痛药可能在治疗暴发痛时有效。

11. 介入技术可能对暴发痛有效。

12. 需对暴发痛患者进行专门的再评估。

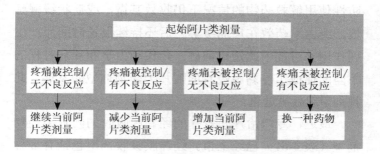

图 4-6　暴发痛阿片类药物用药剂量调整指南
（资料源于 Davies 等 [144]）

药物治疗

现在暂无治疗暴发痛症状的"金标准"药物。个体化治疗是至关重要的，需要首先考虑首要治疗（例如放疗、化疗或手术），确保全天镇痛的最优化方案并提供特定的暴发痛处理用药。鉴于暴发痛的异质性的特点，通常需要组合策略，最常用的是补充额外剂量的解救药物。

口服阿片类药物是最常用的解救药物，最常用的药有速释吗啡、二氢吗啡酮或羟考酮。解救药物的最佳剂量暂不清楚。通常建议采用全天阿片类药物剂量的一个固定比例，常用的比例是全天药物剂量的 10% ～ 15%。然而，由于暴发痛在病因、强度和持续时间方面的不同，可能存在解救药物的最佳剂量的个体差异。因此，推荐依据镇痛和不良反应之间的平衡对剂量进行调整[144]。

经口给药的阿片类药物通常在用药后 1 小时才发挥显著镇痛效果，药效可持续 4 小时或更长，因此并不适用于迅速达峰和持续小于 1 小时的暴发痛。即使是在预防性使用解救药物的情况下仍收效甚微，或症状缓解延迟，或由于药效在疼痛缓解之后还持续很长时间而产生副作用并可能因此造成问题。药代动力学和疼痛时程的不匹配促成了经黏膜吸收的阿片类药物剂型的发展，此种剂型起效更迅速。

最近，专门治疗暴发痛的经黏膜吸收的阿片类药物剂型（表 4-61）已经上市。经黏膜吸收剂型包括有多种将药物暴露于口腔或鼻腔黏膜的传送系统，提供了更加迅速起效的潜能[147]。证据表明这些剂型的有效剂量与全天剂量不成比例。因此，推荐这些剂型的药物从小剂量开始用起，然后需滴定调整来达到最佳剂量。由于剂量滴定调整在不同药物间并不相同，因此有必要阅读特定产品的说明书[148]。当患者从一种经黏膜吸收的药物换用到另一种时需重新滴定调整剂量。

表 4-61 经黏膜阿片类药物剂型

药物（商品名）	剂型	生产商	可选择剂量（μg）
口腔黏膜吸收的枸橼酸芬太尼（OTFC，Actiq）	棒形口腔含片	Cephalon	200，400，600，800，1200，1600
芬太尼口腔片（Fbt，effentora，Fentora）	口腔泡腾片	Cephalon	100，200，400，600，800
芬太尼口腔分散片	舌下含片	Prostrakan	100，200，300，400，600，800
芬太尼鼻喷剂（INFS，Instanyl）	喷鼻	Nycomed	50，100，200 μg/喷
芬太尼果胶喷鼻剂（FPNS，PecFent）	喷鼻	Archimedes	100，400 μg/喷
芬太尼口腔水溶性薄膜（FBSF，Onsolis）	口腔水溶性薄膜	MEDA 制药	200，400，600，800，1200

非药物治疗

应考虑非药物治疗的方法来治疗暴发痛，患者经常自发报告认为这些治疗有帮助。一些方法需要医护人员参与，例如作业治疗师、物理治疗师、临床心理师或慢性疼痛护士。患者已报道许多有效的疗法，包括按摩、热/冷治疗、分散注意力疗法和放松技巧。还可考虑相关的认知行为策略及其他物理治疗或替代治疗策略如运动疗法、经皮神经电刺激和针灸。这些非药物策略既可在药物治疗之前尝试，也可与药物治疗同时进行 [149]。

里急后重

定义

里急后重是一种排便不尽的感觉，通常是疼痛的，可伴随不自主地排便和其他胃肠道症状。

发病率

里急后重的发病率没有被准确地记录过，但一般最常见于直肠或其他盆腔脏器肿瘤的患者。

评估

里急后重可与癌症或癌症治疗相关，也可能与它们无关（表 4-62）[150]，在评估过程中以下问题对鉴别病因有帮助：

- 问题始于什么时候？
- 排便的冲动是持续性的还是间断性的？
- 排便量有多少？
- 有腹痛吗？如有腹痛，疼痛部位在哪里？
- 是否很急迫地要排便？
- 有腹泻或呕吐吗？
- 有便血吗？
- 曾吃过不寻常的食物或去过某些场合吗？那里的食

物有可能导致肠胃炎吗？

- 家属或密切接触的朋友有类似问题吗？
- 有任何医疗问题吗？

表 4-62 里急后重的病因

症状	病因
单纯疼痛	肛裂
	肛门疱疹
	溃疡性直肠炎
	痉挛性肛门痛
单纯出血	内痔
	结直肠息肉
	结直肠肿瘤
	肛门肿瘤
单纯肿块	皮垂
	肛周疣
	肛门肿瘤
疼痛和肿块	肛周血肿
	绞窄性内痔
	肛周或坐骨直肠脓肿
	藏毛窦
疼痛和出血	肛裂
	直肠炎

续表

症状	病因
肿块和出血	二度痔
	肛门肿瘤
疼痛，肿块和出血	二度，三度和四度痔疮
	溃疡性肛周血肿

（资料源于 Daniel[150]）

一般治疗

一般治疗取决于病因。应考虑到排便时的焦虑和恐惧，因为即使成功排便也会加重疼痛。

药物治疗

里急后重同时具有伤害感受性和神经病理性成分。起始通常试用非阿片类和阿片类药物（有些病例中需要阿片类药物转换）[151]；除用镇痛药物，患者往往需要额外的治疗策略包括[54]：

- 用于神经性疼痛的辅助镇痛药（如阿米替林、普瑞巴林）
- 糖皮质激素（如地塞米松 8 ～ 12mg/d）
- 钙离子通道拮抗剂（缓释硝苯地平 10 ～ 20mg bid）

非药物治疗

里急后重的非药物治疗包括：

- 放疗
- 神经阻滞

- 内镜下激光治疗
- 自膨胀金属支架

口腔炎

定义

口腔炎是影响口腔黏膜的广泛的炎症性、侵蚀性和溃疡性病变。"黏膜炎"通常与口腔炎同义，但特指由化疗或局部放疗引起的可累及整个消化道的炎症反应。

发病率

口腔炎在所有接受化疗的患者中发病率高达 40%，在接受放疗的头颈部肿瘤患者中高达 80%[152]。75% 患有口腔炎的患者主诉口腔疼痛[153]。

评估

有许多用来评估口腔炎患者的分级工具，其中之一是 WHO 黏膜炎 / 口腔炎分级法（表 4-63）[154, 155]。

表 4-63　WHO 口腔炎分级

分级	症状
0	无
I	疼痛性溃疡，红斑，或轻微疼痛
II	疼痛性溃疡，水肿，或有溃疡，但能进食
III	疼痛性溃疡，水肿，或溃疡，造成无法进食
IV	需要肠外或肠内营养支持

（经 WHO 同意复制[145]）

引起口腔黏膜溃疡的因素包括创伤、复发的阿弗他溃疡、感染、肿瘤和营养缺乏。查明病因很重要，如果可行可以同时给予患者针对病因的和针对症状的治疗方法。口腔炎一般在化疗或放疗结束后的 2～3 周痊愈。由于患者易发生其他口腔问题例如感染和口腔干燥，可能需要一些特殊的治疗。

一般治疗

精细的口腔护理可减轻口腔炎的严重性[79]。首要的预防措施包括良好的营养摄入，良好的口腔卫生以及早期由患者或医护人员发现口腔病变。推荐采用以下措施治疗口腔炎：

- 饭后和睡前漱口，保证口腔清洁和无食物残渣
- 用软毛牙刷或软泡沫等牙齿设备来清洁口腔和牙齿
- 保持良好的营养摄入
- 摄入足够的液体
- 避免吸烟和饮酒
- 避免辛辣、酸性或非常烫的食物
- 义齿应在晚上取出，并用消毒溶液仔细清洗

其他被证明可预防或缓解口腔炎的预防性措施包括别嘌醇，芦荟，阿米福汀，冷冻疗法，静滴谷氨酸盐，蜂蜜，角化细胞生长因子，激光和多黏菌素/妥布霉素/两性霉素的抗生素锭剂或膏[156]。

药物治疗

如果口腔病变疼痛严重到无法进食和饮水，则可能

需要使用镇痛药物（局部或全身用药）。局部使用的非阿片类镇痛药作用时间相对较短。可用的有苄达明（一种具有抗菌和轻微局麻效果的 NSAIDs 药物）口腔润漱剂或喷雾，可缓解因包括化疗和放疗在内的不同病因引起口腔病变而导致的不适。水杨酸胆碱牙科胶浆具有相似的缓解症状的效果。其他方案包括双氯芬酸分散片 50mg tid，可在吞咽前漱口 5 分钟。氟比洛芬锭剂（8.75mg q3 ~ 6h prn）适用于口腔和咽部疼痛。推荐的最大剂量是 5 锭剂 /24 小时。

也可运用局部使用的镇痛药，如 5% 的利多卡因药膏（含有水溶性溶剂），按需使用，以及苯唑卡因混悬液 150mg/5ml（可特别定制；缓慢啜饮 5 ~ 10ml 以覆盖口腔和咽部黏膜）。

局部使用的阿片类药物具有对发炎组织的局部镇痛作用，可用于漱口 [157]。也有人推荐在漱口之后将其咽下以使局部镇痛药物发挥全身镇痛效果。硫酸吗啡溶液，临时配制（0.2%，即 2mg 溶于 1ml 水中）或成品的无酒精配方，10mg q3 ~ 4h，在口中含漱 2 分钟后吐出或吞咽；有些患者需要更高的剂量，偶尔达 30mg q3 ~ 4h。

全身的非阿片类和阿片类镇痛药对于局部用药无法充分缓解的严重黏膜炎有效。可肠外给予阿片类药物，例如吗啡 [158]。化疗患者通常有持久性的静脉通路（例如输液港），可以方便用于患者自控镇痛（PCA）。在其他患者和一般的缓和医疗中，持续的皮下注射是更方便的方法。

建议使用阶梯式方法 [54]：

- 局部非阿片类镇痛药
- 局部麻醉药 ± 局部非阿片类镇痛药
- 局部用吗啡 ± 全身用吗啡
- 合用"临时的"氯胺酮
- 合用沙利度胺

非药物治疗

许多替代疗法被用于治疗口腔炎。一些初步的研究显示谷氨酸盐可有效缩短口腔炎持续时间，局部使用的维生素 E 也有此功效。其他的小型研究建议使用冰片或甘菊漱口水来减轻症状。

出汗

定义

出汗是机体用来维持正常生理体温的机制。

发病率

多汗发生在 16% ～ 28% 的癌症患者[159]，既可表现为局灶的（局限于前额、足部、手掌或腋部），也可表现为全身的（全身性出汗，不局限于局部区域）。出汗可整天都发生，但一般在晚上更严重，导致睡眠障碍。

评估

多汗导致不自然的感觉，还可引起健康问题，如脱水或盐的失衡[160]。皮肤表面的汗液可成为细菌滋生的温床，可导致皮肤感染。多汗的原因很多（表 4-64）。

表 4-64　多汗的原因

局部因素	全身因素
原发性	系统性疾病
神经源性	嗜铬细胞瘤
周围神经病	甲状腺功能亢进
脊髓疾病	垂体功能低下
脑血管事件	糖尿病
胸腔内肿瘤或肿块	肢端肥大症
单侧局限性多汗	低血糖
寒冷诱发	类癌综合征
皮肤损伤相关	停经
味觉的	结核
	淋巴瘤
	心内膜炎
	心绞痛
	恶性肿瘤
	夜间发生
	偶然发生
	药物诱发

（资料源于 Pitllkow 和 Loprinzi[94]）

一般治疗

多汗的一般治疗包括 [161]：

- 处理潜在病因
- 降低室内温度，去除多余的铺盖，增加通气，使用风扇
- 穿着宽松的棉质衣物，温水揩拭
- 保证液体摄入，避免脱水
- 回顾用药，可能的话选用替代药物

药物治疗

对于发热引起的出汗的药物治疗包括：

- 对乙酰氨基酚 1g qid
- NSAIDs

对于非发热引起的出汗（与肿瘤相关）的药物治疗包括：

- NSAIDs（如双氯芬酸 50mg tid）
- 地塞米松 1 ～ 2mg 每天
- 抗毒蕈碱药物（如阿米替林每晚 10 ～ 50mg，左美丙嗪每晚 3 ～ 6mg）
- 加巴喷丁 100mg tid
- 选择性五羟色胺再摄取抑制剂（如氟西汀 20mg qd）
- 西咪替丁 400 ～ 800mg qd/bid

在因激素水平不足导致多汗的情况中，需寻求肿瘤内科医师关于激素替代治疗的建议。

其他

对于原发性局限性出汗，内镜下胸部交感神经切断术或在受影响皮肤区域注射肉毒杆菌毒素也是治疗选择 [94]。

■ 味觉障碍

定义

患者可能受到不同味觉障碍的影响：

- 味觉丧失：味觉的缺失
- 味觉减低：味觉的降低
- 味觉异常：味觉的扭曲

发病率

味觉障碍的发病率为 25% ～ 50%[72]。

评估

需要考虑许多味觉改变的潜在病因（表 4-65）[69]。评估包括唾液分泌、吞咽、咀嚼、口腔疼痛、口腔卫生、胃部问题在内的局部问题及糖尿病、甲低或肿瘤等全身性问题。临床体格检查包括舌和口腔的视诊。

图 4-65 肿瘤患者的味觉障碍

肿瘤患者的味觉障碍	
肿瘤相关的	局部肿瘤浸润
	副肿瘤综合征

续表

肿瘤患者的味觉障碍	
肿瘤治疗相关的	局部手术
	局部放疗
	全身性化疗（如卡铂）
	局部药物治疗（如苯唑卡因）
	全身性药物治疗（如阿米替林）
其他口腔问题	口腔干燥
	口腔卫生差
	口腔感染
混杂因素	营养不良
	锌缺乏
	糖尿病
	肾脏疾病
	神经系统疾病

（资料源于 Davies[69]）

味觉障碍的持续时间取决于病因。如果味觉的改变是由于牙龈疾病，牙菌斑，暂时的用药或短期的状况（如感冒），当病因消除时味觉障碍即可恢复。在放疗之后，味觉改变可在 2 天内发生，一直持续到在治疗完成之后的数周或数月，然而有些患者会有味觉的永久性改变[162]。

一般治疗

由于味觉改变的病因的多样性，有许多可以选择的治疗方法，通常需要多学科的参与。如果可行，需处理味觉障碍的潜在病因（如回顾用药）。当针对病因治疗不可行时，需对症治疗。

药物治疗

许多不同的药物可用来治疗味觉障碍 [7, 54]。

人工唾液

人工唾液模仿天然唾液的特点，可润滑和保护口腔，但不提供任何消化或生物酶的功能。

- AS Saliva Orthana 喷雾可在需要时用于口腔和咽部黏膜 2～3 次
- Biotene Oral Balance 须按需用于牙龈和舌头
- Glandosane 气雾喷雾可按需喷于口腔和咽部黏膜

毛果芸香碱

毛果芸香碱是一种胆碱能药物，药效与神经递质乙酰胆碱相同。唾液分泌的增加可有效改善食物向味蕾的移动。毛果芸香碱的推荐剂量是 5mg tid。替代用药：氯贝胆碱 10～25mg tid。

锌制剂

补充锌制剂通常用于存在锌缺乏明确证据（低蛋白血症可导致血浆锌浓度的假性降低）或丢失锌的情况。锌缺乏可由饮食摄入不足或吸收不良引起。锌的大量丢失可发生于创伤、烧伤和失蛋白的情况。需持续补充锌制剂直到临床症状缓解，但在严重吸收不良、代谢性疾病或丢锌的情况中需持续补锌。机体锌过量可对免疫系统造成负性影响，在给免疫抑制的肿瘤患者补锌时需非常小心。推荐剂量是一水硫酸锌 125mg（45mg 锌），或将一片药物溶解在水中每天 1～3 次服用（饭后）。

糖皮质激素

虽然作用机制不明，但有报道称口服糖皮质激素在晚期肿瘤患者中有效。推荐剂量是地塞米松 2 ～ 4mg/d。

α- 硫辛酸

α- 硫辛酸（ALA）是人体细胞产生的天然抗氧化剂。可以以胶囊形式服用或食用富含这种物质的食物例如红肉、动物脏器和酵母。与其他抗氧化剂相似，它通过从机体清除可对组织和器官造成损伤的有害游离自由基来发挥作用。已证明 ALA 能有效治疗灼口综合征，激发了关于其治疗味觉障碍潜能的研究。

非药物治疗

饮食干预：

- 选择可口食物
- 避免难吃的食物
- 提升食物的口味（使用糖、盐和其他调味品）
- 注意食物的气味、外形、稠度和温度

泌尿道症状

定义

泌尿道症状指不满意的尿液排出。

发病率

随疾病进展泌尿道问题也越发增多。高达 50% 的患者在生命最后 48 小时出现排尿问题[163]。

评估

泌尿道问题可以严重影响人的体面和尊严。患者的潜在疾病、疼痛及功能状态、认知状态可作为临床评估的起点。对患者泌尿系统症状的准确评估，以及对潜在疾病和并发症的了解可预防不必要的干预并减少潜在的痛苦[164]。

尿失禁可能：

- 由潜在疾病引起
- 由药物诱发
- 与活动能力降低或认知功能下降有关
- 在疾病发生前即出现

排尿通路的任一部分都可以受到影响并由此导致患者的泌尿道问题（表 4-66）[165]。

表 4-66 缓和医疗中常见的泌尿道问题

问题	原因
尿潴留	梗阻
	前列腺肥大
	直肠粪块嵌顿
	全身虚弱
	抑郁
	意识丧失 / 谵妄
	药物
	三环类抗抑郁药
	吗啡
	脊髓压迫

续表

问题	原因
失禁	
● 完全性	局部肿瘤的影响
	由于尿道或导管梗阻引起的溢出
	导致异常膀胱排空的错乱状态
● 压力性	盆底薄弱，低张性膀胱
● 神经性	由于骶丛或低于第一胸椎以下的脊髓压迫导致的低张性（神经性）膀胱
● 其他病因	瘘（膀胱阴道瘘／膀胱肠瘘）
	感染
	糖尿病
	粪便嵌顿
疼痛	肾绞痛
	梗阻性膀胱
	刺激性膀胱痛
尿液颜色变化	血液
	药物
	丹蒽醌
	番泻叶
	利福平
	化疗
	多柔比星

续表

问题	原因
尿液颜色变化	米托蒽醌
	食用染料
	甜菜根
	大黄
	胆汁
尿量增多	药物
	利尿药
	内分泌问题
	糖尿病
	高钙血症
	慢性肾衰竭
	尿崩症
	焦虑和精神性多饮
尿量减少	脱水
	双侧输尿管梗阻
	尿道梗阻
	尿管堵塞
	内分泌（抗利尿激素不适当分泌综合征）
尿频	尿量增多的因素
	感染
	不稳定性膀胱

问题	原因
	焦虑
	阻塞与溢出
	由肿瘤/放疗后引起的膀胱容量变小
排尿次数减少	尿量减少的因素
	抗毒蕈碱药物
	东莨菪碱
	三环类抗抑郁药
	神经系统疾病
导管相关问题	导管堵塞
	尿液侧流
	感染
	尿道炎
	尿管栓塞
膀胱痉挛	考虑尿潴留
	血凝块滞留
	尿管球囊位于尿道中

（资料源于 Swann 和 Edmonds[165]）

一般治疗

足够的水化可减轻与脱水、尿路感染或放疗后刺激相关的膀胱症状。需提供个体化补液建议，疼痛或恶心症状需在水化前得到处理。在临床上做出关于维持或撤除水化的决策时需考虑到膀胱症状。

保证每个患者可以定期的如厕或更换尿垫可帮助提升舒适度和自尊。床旁的便桶或使用便盆 / 尿壶意味着患者在生命的最后阶段可以自我控制排尿。如果患者在终末期疾病之前就已经存在自我控制困难，需重新考虑管理方案。例如，需用留置导尿管替代间断导尿。

对于虚弱和活动受限的患者皮肤护理是控尿管理中的重要部分。保护皮肤的软膏、更换体位和不断再评估是预防压疮和其他不适症状的基石。需寻找和处理可逆病因。

药物治疗

药物治疗基于泌尿道问题的评估和诊断（表 4-67）[165]。用于尿频和膀胱痉挛的药物包括 [7, 54]：

● 虽然治疗可能被其抗毒蕈碱作用所限制，抗抗毒蕈碱药仍是首选

—奥昔布宁 2.5 ～ 5mg bid/qid 具有针对膀胱黏膜的局部麻醉效果

—托特罗定 2mg bid 与奥昔布宁 5mg tid 等效，具有更少的抗抗毒蕈碱作用

—阿米替林 25 ～ 50mg 夜间口服

—普鲁本辛 15 ～ 30mg bid/tid

● 拟交感神经药物，如特布他林 5mg tid

● 亲和肌肉的药物，如黄酮哌酯 200 ～ 400mg tid

● NSAIDs，如萘普生 250 ～ 500mg bid

● 加压素类似物（如去氨加压素）在难治性夜尿中有效，低钠血症是可能的并发症

表 4-67　特定泌尿系统问题的药物治疗

膀胱痛	根据世卫组织镇痛阶梯的镇痛方法
夜间尿频或尿失禁、尿急	丙米嗪 10 ～ 50mg
绝经后妇女压力性尿失禁	按需使用双烯雌酚乳膏
膀胱痉挛和尿急	奥昔布宁 5mg tid
肾绞痛	双氯芬酸 50mg tid 丁溴东莨菪碱 20mg tid
难治性夜间尿失禁	夜间使用去氨加压素 100 ～ 200μg

（资料源于 Swann 和 Edmonds[165]）

非药物治疗

留置导尿管是治疗尿失禁的合适方案，因为它们可在尿失禁引起问题时，改善皮肤护理或者减少移动和痛苦。尿管的选择基于预计放置的时间和患者的喜好。临终时导尿管的管理需要注意到舒适度、预防感染和尊严的问题。有部分证据表明硅树脂尿管可减少炎症，并且基础的手部卫生、用肥皂和水清理尿道口和严格的维持使用密闭系统可减少感染的风险[164]。

■ 虚弱和疲劳

定义

虚弱和疲劳是指持续的、主观的疲惫、虚弱，或身体或精神缺乏能量的感觉。

发病率

虚弱和疲劳是常见的症状，可影响 70% ～ 100% 的接受癌症治疗的患者[166]。它们常见于生命的最后阶段，是正常死亡过程的一部分。

评估

虚弱和疲劳与活动水平无关，不能通过休息或睡眠缓解。它们影响躯体功能、认知能力及情感和灵性安适。有许多原因可加重疲乏（表 4-68）[167]，但是确切的病因目前还不是很清楚，需要采取能够为患者所耐受的多种治疗方法的组合；应筛查患者的疲劳情况及其影响，包括：

- 症状模式，持续时间；相关因素及缓解因素
- 对功能和生活质量的干扰
- 严重程度：轻微，中度或严重，用 0～10 分来评分

表 4-68　与虚弱和疲劳相关的症状

与虚弱和疲劳相关的症状
● 疼痛
● 焦虑，抑郁
● 睡眠障碍
● 贫血
● 营养差或吸收不良
● 水／电解质失衡：查钠、钾、钙、镁
● 由于活动水平／身体素质下降或肌肉萎缩导致的状态变差
并存疾病：
● 慢性感染
● 心脏或呼吸系统疾病
● 肾或肝损害
● 甲低，肾上腺功能不足，性腺功能低下

（经 NHS 允许复制[167]）

还需要评估疾病的状态和现行的治疗，以除外癌症的复发或进展；回顾先前使用的药物（如激素、β受体阻断剂、镇静药、糖皮质激素、阿片类）。

一般治疗

日常活动日记可以帮助确定预测因素和症状发作时间。如果有已确定了可逆的病因，需对病因进行处理。在许多情况下，病因是多种的，其中许多是不可逆的。需承认症状的存在，并且正视症状对于患者和照护者的影响，了解他们对于病因的认知。给予患者及家人解释和一定的保证是很重要的，并且一起讨论应对的策略。

药物治疗

如果在评估中确定了特定的病因（如贫血、厌食、失眠），需对这些病因进行处理并评估患者的反应。在厌食/恶病质相关的疲劳患者中，糖皮质激素或孕激素可能有效（见厌食部分）。

精神刺激剂在缓和医疗中会偶尔用到，支持使用精神刺激剂的证据级别较低，而且并不建议非专业人员使用它们：

●哌甲酯：起始5mg bid，在一周中加量至15mg bid。如果在15mg bid的剂量无效，则停用该药物

● 莫达非尼：200mg/d，在上午、中午分两次服用或上午单次服用，依据治疗反应可调整剂量至200 ～ 400mg/d，分两次服用或单次服用

非药物治疗

体力活动[168]：

● 分级运动，包括有氧运动和力量训练，考虑请物理治疗师会诊

● 能量保留：设立优先活动的内容，缓慢步行，制订计划，在能量状态处于顶峰时活动，避免不重要的活动；在晚间睡眠不受影响的情况下可在白天小睡；同一时间只做一项活动；为有价值的活动保留能量

● 社会心理干预：压力管理，放松疗法，睡眠卫生

参考文献

[1] Potter J, Hami F, Bryan T, Quigley C. Symptoms in 400 patients referred to palliative care services: prevalence and patterns. Palliat Med. 2003; 17:310-4.

[2] Chang VT. Tools for pain and symptom assessment in palliative care. In: Bruera E, Higginson IJ, Ripamonti C, von Gunten C, editors. Textbook of palliative medicine. London: Hodder Arnold; 2006. p.333-48.

[3] Dunn A, Carter J, Carter H. Anemia at the end of life: prevalence, significance and causes in patients receiving palliative care. J Pain Symptom Manage. 2003; 26:1132-329.

[4] Turner AR. Clinical management of anaemia, cytopenias, and thrombosis in palliative care. In: Hanks G, Cherny N, Kaasa S, et al. , editors. Oxford textbook of palliative medicine. 4th ed. Oxford: Oxford

University Press; 2010. p.928-33.

[5] Hirst B. Management of anemia in palliative care. MIMS oncology & palliative care. 2009. Available at: www.healthcarerepublic. com/News/EmailThisArticle/915238/Managementanaemia-palliative-care. Last accessed 27 Nov 2011.

[6] Cook JD. Diagnosis and management of iron-deficiency anaemia. Best Pract Res Clin Haematol. 2005; 18:319-32.

[7] British National Formulary. BNF 61. London: BMJ Group and Pharmaceutical Press; 2011. Available at: www.bnf.org.Last accessed 27 Nov 2011.

[8] Bohlius J, Wilson J, Seidenfeld WJ, et al. Erythropoietin or darbopoietin for patients with cancer. Cochrane Database Syst Rev. 2006; (3): CD003407.

[9] Gleeson C, Spencer D. Blood transfusion and its benefits in palliative care. Palliat Med. 1995; 9:307-13.

[10] Nelson KA. Modern management of the cancer anorexia-cachexia syndrome. Curr Pain Headache Rep. 2001; 5:250-6.

[11] MacDonald N. Anorexia-cachexia syndrome. Eur J Palliat Care. 2005; 12:8-14.

[12] Fearon KCH, Baracos V, Watanabe S. Classification, clinical assessment and treatment of the anorexia-cachexia syndrome. In: Hanks G, Cherny N, Kaasa S, et al. , editors. Oxford textbook of palliative medicine. 4th ed. Oxford: Oxford University Press; 2010. p.908-15.

[13] NHS Scotland. Palliative care guidelines-symptom control-anorexia. 2009. Available at: www.palliativecareguidelines.scot.nhs.uk/documents/Anorexia.pdf.Last accessed 27 Nov 2011

[14] Loprinzi CL, Michalak JC, Schaid DJ, et al. Phase III evaluation of four doses of megestrol acetate as therapy for patients with cancer anorexia and/or cachexia. J Clin Oncol. 1993; 11:762-7.

[15] American Psychiatric Association. Diagnostic and statistical manual of mental disorders. 4th ed. Washington, D. C. : APA; 2000.

[16] Stoklosa J, Patterson K, Rosielle D, Arnold R. Anxiety in palliative care-causes and diagnosis. J Palliat Med. 2011; 14:1173-4.

[17] Roth AJ, Massie MJ. Anxiety and its management in advanced cancer. Curr Opin Support Palliat Care. 2007; 1: 50-6.

[18] Zigmond AS, Snaith RP The hospital anxiety and depression scale. Acta Psychiatr Scand. 1983; 67:361-70.

[19] Jacobsen PB, Donovan KA, Trask PC, et al. Screening for psychological distress in ambulatory cancer patients. Cancer. 2005; 103:1494-502.

[20] Breitbart W, Chochinov HM, Passik SD. Psychiatric symptoms in palliative medicine. In: Hanks G, Cherny N, Kaasa S, et al. , editors. Oxford textbook of palliative medicine. 4th ed. Oxford: Oxford University Press; 2010. p.1453-82.

[21] Anderson T, Watson M, Davidson R. The use of cognitive behavioural therapy techniques for anxiety and depression in hospice patients: a feasibility study. Palliat Med. 2008; 22:814-21.

[22] Runyon BA. Care of patients with ascites. N Engl J Med. 1994; 330:337-42.

[23] Ayantunde AA, Parsons SL Pattern and prognostic factors in patients with malignant ascites: a retrospective study. Ann Oncol. 2007; 18:945-9.

[24] Becker G, Galandi D, Blum HE. Malignant ascites: systematic review and guideline for treatment. Eur J Cancer. 2006; 42:589−97.

[25] Chan KS, Tse MW, Sham MMK, Thorsen AB. Palliative medicine in malignant respiratory disease. In: Hanks G, Cherny N, Kaasa S, editors. Oxford textbook of palliative medicine. 4th ed. Oxford: Oxford University Press; 2010. p.1107−44.

[26] Dorman S, Byrne A, Edwards A. Which measurement scales should we use to measure breathlessness in palliative care? A systematic review. Palliat Med. 2007; 21 : 1 77−91.

[27] Jennings AL, Davies AN, Higgins JPT, et al. A systematic review of the use of opioids in the management of dyspnoea. Thorax. 2002; 57:939−44.

[28] Simon ST, Higginson IJ, Booth S, et al. Benzodiazepines for the relief of breathlessness in advanced malignant and non-malignant diseases in adults. Cochrane Database Syst Rev. 2010; (1): CD 007354.

[29] Booth S, Anderson H, Swannick M, et al. The use of oxygen in the palliation of breathlessness. A report of the expert working group of the scientific committee of the association of palliative medicine. Respir Med. 2003; 98:66−77.

[30] Bredin M, Corner J, Krishnasamy M, et al. Multicentre randomised controlled trial of nursing intervention for breathlessness in patients with lung cancer. BMJ. 1999; 318:901−4.

[31] Sachs S, Weinberg RL. Pulmonary rehabilitation for dyspnea in the palliative-care setting. Curr Opin Support Palliat Care. 2009; 3:112−9.

[32] Fallon M, O'Neill B. ABC of palliative care. Constipation

and diarrhoea. BMJ. 1997; 315:1293-6.

[33] Clemens K, Klaschik E. Managing opioid-induced constipation in advanced illness: focus on methylnaltrexone bromide. Ther Clin Risk Manag. 2010; 6:77-82.

[34] Sykes N. Constipation and diarrhoea. In: Hanks G, Cherny N, Kaasa S, editors. Oxford textbook of palliative medicine. 4th ed. Oxford: Oxford University Press; 2010. p.833-50.

[35] Rentz AM, van Hanswijck de Jonge P, Leyendecker P, Hopp M. Observational, nonintervention, multicenter study for validation of the Bowel Function Index for constipation in European countries. Curr Med Res Opin. 2011; 27:35-44.

[36] Larkin PJ, Sykes NP, Centeno C, et al. The management of constipation in palliative care: clinical practice recommendations. Palliat Med. 2008; 22:796-807.

[37] Thomas J, Karver S, Cooney GA, et al. Methylnaltrexone for opioid-induced constipation in advanced illness. N Engl J Med. 2008; 358:2332-43.

[38] Piirilä P, Sovijärvi AR. Objective assessment of cough. Eur Respir J. 1995; 8:1949-56.

[39] Symptom management. In: Watson M, Lucas C, Hoy A, Back I, editors. Oxford handbook of palliative care. Oxford: Oxford University Press; 2005:363-380.

[40] Irwin RS, French CT, Fletcher KE. Quality of life in coughers. Pulm Pharmacol Ther. 2002; 15:283-6.

[41] Molassiotis A, Smith JA, Bennett Ml, et al. Clinical expert guidelines for the management of cough in lung cancer: report of a UK

task group on cough. Cough. 2010; 6:9.

[42] Birring SS, Prudon B, Carr AJ, et al. Development of a symptom specific health status measure for patients with chronic cough: Leicester Cough Questionnaire (LCQ). Thorax. 2003; 58:339–43.

[43] French CT, Irwin RS, Fletcher KE, Adams TM. Evaluation of a cough-specific quality-of-life questionnaire. Chest. 2002; 121:1123–31.

[44] Wee B. Chronic cough. Curr Opin Support Palliat Care. 2008; 2:105–9.

[45] Bonneau A. Cough in the palliative care setting. Can Fam Physician. 2009; 55:600–2.

[46] Estfan B, LeGrand S. Management of cough in advanced cancer. J Support Oncol. 2004; 2:5237.

[47] Davis C, Percy G. Breathlessness, cough, and other respiratory symptoms. In: Fallon M, Hanks G, editors. ABC of palliative care. 2nd ed. Oxford: Blackwell Publishing; 2006. p.13–6.

[48] NHS Scotland. Delirium. 2009. Available at: www.palliative-careguidelines.scot.nhs.uk/documents/Delirium.pdf. Last accessed 27 Nov 2011.

[49] Alici Y, Breibart W. Delirium in palliative care. Prim Psychiatry. 2009; 16:42–8.

[50] National Institute for Health and Clinical Excellence. Delirium. Diagnosis, prevention and management. NICE clinical guidelines 103. London: National Clinical Guideline Centre for Acute and Chronic Conditions; 2010.

[51] Leonard M, Raju B, Conroy M, et al. Reversibility of de-

lirium in terminally ill patients and predictors of mortality. Palliat Med. 2008; 22:848-54.

[52] Centeno C, Sanz A, Bruera E. Delirium in advanced cancer patients. Palliat Med. 2004; 18:184-94.

[53] Cohen MZ, Pace EA, Kaur G, Bruera E. Delirium in advanced cancer leading to distress in patients and family caregivers. J Palliat Care. 2009; 25:164-71 .

[54] Palliative Drugs. Essential independent drug information for palliative and hospice care. Formulary 2011. Available at: www.palliativedrugs.com. Last accessed 27 Nov 2011.

[55] Cherny NI, Radbruch L, Board of the European Association for Palliative Care. European Association for Palliative Care (EAPC) recommended framework for the use of sedation in palliative care. Palliat Med. 2009; 23:581-93.

[56] World Health Organization. Mental health: depression. 2011. Available at: www.who.int/mental_health/management/depression/definition/en. Last accessed 27 Nov 2011.

[57] Noorani NH, Mantagnini M. Recognizing depression in palliative care patients. J Palliat Med. 2007; 10:458-64.

[58] Block SD. Assessing and managing depression in the terminally ill patient. ACP-ASIM End-of-Life Care Consensus Panel. American College of Physicians-American Society of Internal Medicine. Ann Intern Med. 2000; 132:209-18.

[59] Chochinov HM, Wilson KG, Enns M, et al. Desire for death in the terminally ill. Am J Psychiatry. 1995; 152:1185-91.

[60] Montano CB. Recognition and treatment of depression in a

primary care setting. J Clin Psychiatry. 1994; 55 suppl 12:S18-34.

[61] Ellen SR, Norman TR, Burrows GD. MJA practice essentials. 3. Assessment of anxiety and depression in primary care. Med J Aust. 1997; 167:328-33.

[62] Rayner L, Higginson IJ, Price A, Hotopf M. The management of depression in palliative care: draft European clinical guidelines. London: Department of Palliative Care, Policy & Rehabilitation/European Palliative Care Research Collaborative; 2009.

[63] Rayner L, Loge JH, Wasteson E, Higgson IJ. The detection of depression in palliative care. Curr Opin Support Palliat Care. 2009; 3:55-60.

[64] Price A, Hotopf M. The treatment of depression in patients with advanced cancer undergoing palliative care. Curr Opin Support Palliat Care. 2009; 3:61-6.

[65] Wilkinson SM, Love SB, Westcombe AM, et al. Effectiveness of aromatherapy massage in the management of anxiety and depression in patients with cancer: a multicenter randomized controlled trial. J Clin Oncol. 2007; 25:532-9.

[66] National institute for Health and Clinical Excellence. Depression with a chronic physical health problem: full guideline CG91. 2009. Available at: www.nice.org.uk/nicemedia/live/12327/45913/45913.pdf. Last accessed 27 Nov 2011.

[67] Sykes N, Ripamonti C, Bruera E, Gordon D. Constipation, diarrhoea and intestinal obstruction. In: Fallon M, Hanks G, editors. ABC of palliative care. 2nd ed. Oxford: Blackwell Publishing; 2006. p.29-35.

[68] Dalal S, Bruera E. Dehydration in cancer patients: to treat or not to treat. J Support Oncol. 2004; 2:467-79.

[69] Davies AN. Oral symptoms. In: Sykes N, Edmonds P, Wiles J, editors. Management of advanced disease. 4th ed. London: Arnold; 2006. p.168-74.

[70] Lew J, Smith JA. Mucosal graft-vs-host disease. Oral Dis. 2007; 13:519-29.

[71] Bhide SA, Miah AB, Harrington KJ, Newbold KL, Nutting CM. Radiation-induced xerostomia: pathophysiology, prevention and treatment. Clin Oncol. 2009; 21:737-44.

[72] De Conno F, Martini C, Sbanotto A, Ripamonti C, Ventafridda V. Mouth care. In: Hanks G, Cherny N, Kaasa S, et al. , editors. Oxford textbook of palliative medicine. 4th ed. Oxford: Oxford University Press; 2010. p.996-1014.

[73] World Gastroenterology Organisation. Practice guidelines. Dysphagia. 2007. Available at: www.worldgastroenterology.org/assets/downloads/en/pdf/guidelines/08_dysphagia.pdf. Last accessed 27 Nov 2011.

[74] Swann D, Edmonds P. Dysphagia. In: Sykes N, Edmonds P, Wiles J, editors. Management of advanced disease. 4th ed. London: Arnold; 2006. p.136-45.

[75] Regnard C. Dysphagia, dyspepsia and hiccup. In: Hanks G, Cherny N, Kaasa S, et al. , editors. Oxford textbook of palliative medicine. 4th ed. Oxford: Oxford University Press; 2010. p.812-33.

[76] Porter SR, Scully C. Oral malodour (halitosis). BMJ. 2006; 333:632-5.

[77] van den Broek AM, Feenstra L, de Baat C. A review of the current literature on aetiology and measurement methods of halitosis. J Dent. 2007; 35:627-78

[78] Yaegaki K, Coil JM. Examination, classification and treatment of halitosis: clinical perspectives. J Can Dent Assoc. 2000; 66:257-61.

[79] Bagg J, Davies A. Oral health in patients with advanced disease. In: Fallon M, Hanks G, editors. ABC of palliative care. 2nd ed. Oxford: Blackwell Publishing; 2006. p.17-20.

[80] Krakauer EL, Zhu AX, Bounds BC, et al. Case 6-2005. A 58-year-old man with oesophageal cancer and nausea, vomiting, and intractable hiccups. N Engl J Med. 2005; 352:817-25.

[81] Perdue C, Lloyd E. Managing persistent hiccups in advanced cancer 1: physiology. Nurs Times. 2008; 104:24-5.

[82] Perdue C, Lloyd E. Managing persistent hiccups in advanced cancer 2: treatment. Nurs Times. 2008; 104:20-1.

[83] Hardy J. The treatment of hiccups in terminal patients. Eur J Palliat Care. 2003; 10:192-3.

[84] Malone M, Harris AL, Luscombe DK. Assessment of the impact of cancer on work, recreation, home management and sleep using a general health status measure. J R Soc Med. 1994; 87:386-9.

[85] Mercadante S, Girelli D, Casuccio A. Sleep disorders in advanced cancer patients: prevalence and factors associated. Supp Care Cancer. 2004; 12:355-9.

[86] Davidson JR, MacLean AW, Brundage MD, Schulze K. Sleep disturbances in cancer patients. Soc Sci Med. 2002; 54:1309-21.

[87] Sateia MJ, Byock IR. Sleep in palliative care. In: Hanks G, Cherny N, Kaasa S, et al. , editors. Oxford textbook of palliative medicine. 4th ed. Oxford: Oxford University Press; 2010. p.1059–83.

[88] Hugel H, Ellershaw JE, Cook L, et al. The prevalence, key causes and management of insomnia in palliative care patients. J Pain Symptom Manage. 2004; 27:316–21.

[89] Sarris J, Byrne GJ. A systematic review of insomnia and complementary medicine. Sleep Med Rev. 2011; 15:99–106.

[90] Savard J, Simard S, lvers H, et al. Randomized study on the efficacy of cognitivebehavioral therapy for insomnia: part 1: sleep and psychological effects. J Clin Oncol. 2005; 23:6083–96.

[91] Waller A, Caroline NL. Handbook of palliative care in cancer. Woburn: Butterworth Heinemann; 2000. p.115–24.

[92] Zylicz Z, Krajnik M. Pruritus in the course of malignancy. In: Misery L, Stander S, editors. Pruritus. London: Springer; 2010.

[93] Twycross R, Greaves MW, Handwerker H, et al. ltch: scratching more than the surface. Q J Med. 2003; 96:7–26.

[94] Pittelkow MR, Loprinzi CL. Pruritus and sweating in palliative medicine. In: Hanks G, Cherr , N, Kaasa S, et al. , editors. Oxford textbook of palliative medicine. 4th ed. Oxford: Oxford University Press; 2010. p.934–51.

[95] Borup Christensen S, Lundgren E. Sequelae of axillary dissection vs. axillary sampling with or without irradiation for breast cancer. A randomized trial. Acta Chir Scand. 1989; 155:515–9,

[96] Moffat CJ, Franks PJ, Doherty DC, et al. Lymphoedema: an underestimated health problem. Q J Med. 2003; 96:731–8.

[97] International Society of Lymphology. Consensus document. The diagnosis and treatment of peripheral lymphedema. Lymphology. 2003; 36:84-91.

[98] Williams AF, Franks PJ, Moffat CJ. Lymphoedema: estimating the size of the problem. Palliat Med. 2005; 19:300-13.

[99] Keeley V. Lymphoedema. In: Hanks G, Cherny N, Kaasa S, et al., editors. Oxford textbook of palliative medicine. 4th ed. Oxford: Oxford University Press; 2010. p.972-82.

[100] Engel J, Kerr J, Schlesinger-Raab A, et al. Predictors of quality of life of breast cancer patients. Acta Oncol. 2003; 42:710-8.

[101] Sitzia J, Sobrido L Measurement of health-related quality of life of patients receiving conservative treatment for limb lymphoedema using the Nottingham Health Profile. Qual Life Res. 1997; 6:373-84.

[102] Badger C, Preston NJ, Seers K, Mortimer P. Benzo-pyrones for reducing and controlling lymphoedema of the limbs. Cochrane Database Syst Rev. 2004; (2): CD003140.

[103] Ripamonti Cl, Easson AM, Gerdes H. Management of malignant bowel obstruction. Eur J Cancer. 2008; 44:1105-15.

[104] Downing GM. Bowel obstruction. In: Downing GM, Wain-Wright W, editors. Medical care of the dying. 4th ed. Victoria: Victoria Hospice Society Learning Centre for Palliative Care; 2006. p.333-9.

[105] Letizia M, Norton E. Successful management of malignant bowel obstruction. J Hosp Palliat Nurs. 2003; 5:152-8.

[106] Edmonds P, Wiles J. Pleural effusions. In: Sykes N, Edmonds P, Wiles J, editors. Management of advanced disease. 4th ed. London: Arnold; 2006. p.289-93.

[107] Musani Al. Treatment options for malignant pleural effusion. Curr Opin Pulm Med. 2009; 15:380-7.

[108] Roberts ME, Neville E, Berrisford RG, Antunes G, Ali NJ. Management of a malignant pleurai effusion: British Thoracic Society Pleural Disease Guideline 2010. Thorax. 2010; 65 suppl 2:ii32-40.

[109] Woodruff R. Palliative medicine. 4th ed. Melbourne: Oxford University Press; 2004.

[110] Moffett PU, Moffett BK, Laber DA. Diagnosing and managing suspected malignant pleural effusions. J Support Oncol. 2009; 7:143-6.

[111] Maida V, Ennis M, Kuziemsky C, Trozzolo L. Symptoms associated with malignant wounds: a prospective case series. J Pain Symptom Manage. 2009; 37:206-11.

[112] Naylor W. Malignant wounds: aetiology and principles of management. Nurs Stand. 2002; 16:45-56.

[113] McDonald A, Lesage P. Palliative management of pressure ulcers and malignant wounds in patients with advanced illness. J Palliat Med. 2006; 9:285-95.

[114] World Health Organization. Cancer pain relief. 2nd ed. Geneva: WHO; 1996.

[115] Zeppetella G. Topical opioids for painful skin ulcers: does it work? Eur J Palliat Care. 2004; 11:93-6.

[116] Morgan D. Wounds-what should a dressing formulary include? Hosp Pharm. 2002; 9:261-6.

[117] Grocott P. Care of patients with fungating malignant wounds. Nurs Stand. 2007; 21:57-66.

[118] Wilson V. Assessment and management of fungating wounds: a review. BrJ Commun Nurs. 2005; 10 suppl 3:S28-34.

[119] Grocott P, Robinson V. Skin problems in palliative care-nursing perspective. In: Hanks G, Cherny N, Kaasa S, et al. , editors. Oxford textbook of palliative medicine. 4th ed. Oxford: Oxford University Press; 2010. p.961-72.

[120] Potter JM, Reid DB, Shaw RJ, et al. Myoclonus associated with treatment with high doses of morphine: the role of supplemental drugs. BMJ. 1989; 299:150-3.

[121] Sweeney C, Bruera ED. Opioid side effects and management. In: Bruera ED, Porternoy RK, editors. Cancer pain assessment and management. Cambridge: Cambridge University Press; 2003. p.150-70.

[122] Rhodes VA, McDaniel RW. Nausea, vomiting, and retching: complex problems in palliative care. CA Cancer J Clin. 2001; 51:232-48.

[123] Vainio A, Auvinen A. Symptom Prevalence Group. Prevalence of symptoms among patients with advanced cancer: an international collaborative study. J Pain Symptom Manage. 1996; 12:3-10.

[124] Fainsinger R, Miller MJ, Bruera E, et al. Symptom control during the last week of life on a palliative care unit. J Palliat Care. 1991; 7:5-11.

[125] Mannix K. Nausea and vomiting. In: Fallon M, Hanks G, editors. ABC of palliative care. 2nd ed. Oxford: Blackwell Publishing; 2006. p.25-8.

[126] Patient UK. Nausea and vomiting in palliative care. 2011.

Available at: www.patient.co.uk/doctor/Nausea-and-Vomiting-in-Pallia-tive-Care.htm. Last accessed 27 Nov 2011.

[127] Twycross R. Anorexia, cachexia, nausea and vomiting. Medicine. 2004; 32:9–13.

[128] van den Beuken-van Everdingen MH, de Rijke JM, Kessels AG, et al. Prevalence of pain in patients with cancer: a systematic review of the past 40 years. Ann Oncol. 2007; 18:1437–49.

[129] Twycross R, Lack S. Symptom control in far advanced cancer. London: Pitman; 1983.

[130] Diagnosing neuropathic pain in clinical practice. In: Bennett Ml, editor. Neuropathic pain. Oxford: Oxford University Press; 2006:25–35.

[131] Bennett M. The LANSS pain scale: the Leeds assessment of neuropathic symptoms and signs. Pain. 2001; 92:147–57.

[132] Levy MH. Pharmacologic treatment of cancer pain. N Engl J Med. 1996; 335:1124–32.

[133] Hanks GW, De Conno F, Cherny N, et al. Morphine and alternative opioids in cancer pain: the EAPC recommendations. Br J Cancer. 2001; 84:587–93.

[134] Scottish Intercollegiate Guidelines Network. Control of pain in adults with cancer. A national clinical guideline. Edinburgh: SIGN; 2008.

[135] Zeppetella G. Alternative routes for opioid administration. In: Forbes K, editor. Opioids for cancer pain. Oxford: Oxford University Press; 2007. p.101–9.

[136] Palliative Drugs. Buprenorphine. Available at: www.pallia-

tivedrugs.com/buprenorphine. html. Last accessed 27 Nov 2011.

[137] Cherny N, Ripamonti C, Pereira J, et al. Strategies to manage the adverse effects of oral morphine: an evidence-based report. J Clin Oncol. 2001; 19:2542–54.

[138] Fallon M, Hanks G, Charney N. Principles of control of cancer pain. In: Fallon M, Hanks G, editors. ABC of palliative care. 2nd ed. Oxford: Blackwell Publishing; 2006. p.4–7.

[139] Cleeland CS, Ryan KM. Pain assessment: global use of the Brief Pain Inventory. Ann Acad Med Singapore. 1994; 23:129–38.

[140] Zeppetella G, Bates C. Scientific evidence and expert clinical opinion for the clinical utility of opioid switching. In: Hillier R, Finlay l, Miles A, editors. The effective management of cancer pain. 2nd ed. London: Aesculapius Medical Press; 2002. p.39–55.

[141] International Association for the Study of Pain. Barriers to cancer pain treatment. 2009. Available at: www.iasp-pain.org/AM/Template.cfm?Section=Home&Template=/CM/ContentDisplay.cfm&ContentID=7189. Last accessed 27 Nov 2011.

[142] MIMS. Monthly Index of Medical Specialities. Available at: www.mims.co.uk/Tables/940779/Co-Analgesics-Use-Cancer-Pain. Last accessed 27 Nov 2011.

[143] Kohn M. The State of CAM in UK cancer care: advances in research, practice and delivery. Available at: www.cancer.gov/cam/attachments/cam-in-uk-summary.pdf. Last accessed 27 Nov 2011.

[144] Davies AN, Dickman A, Reid C, et al. The management of cancer-related breakthrough pain: recommendations of a task group of the Science Committee of the Association for Palliative Medicine of

Great Britain and Ireland. Eur J Pain. 2009; 13:331-8.

[145] Zeppetella G, Ribeiro MD. The pharmacotherapy of cancer-related episodic pain. Expert Opin Pharmacother. 2003; 4:493-502.

[146] Zeppetella G. Impact and management of breakthrough pain in cancer. Curr Opin Support Palliat Care. 2009; 3:1-6.

[147] Zeppetella G. Oral transmucosal opioid drugs. In: Davies A, editor. Cancer-related breakthrough pain. Oxford: Oxford University Press; 2006. p.57-71.

[148] Zeppetella G. Successful management of breakthrough pain in cancer patients. London: Evolving Medicine Ltd; 2011.

[149] Davies A. General principles of management. In: Davies A, editor. Cancer-related breakthrough pain. Oxford: Oxford University Press; 2006. p.31-42.

[150] Daniel WJ. Anorectal pain, bleeding and lumps. Aust Fam Physician. 2010; 39:376-81.

[151] Mercadante S, Fulfaro F, Dabbene M. Methadone in treatment of tenesmus not responding to morphine escalation. Support Care Cancer. 2001; 9:129-30.

[152] Sonis ST, Eilers JP, Epstein JB, et al. Validation of a new scoring system for the assessment of clinical trial research of oral mucositis induced by radiation or chemotherapy. Mucositis Study Group. Cancer. 1999; 85:2103-13.

[153] McGuire DB, Altomonte V, Peterson DE, et al. Patterns of mucositis and pain in patients receiving preparative chemotherapy and bone marrow transplantation. Oncol Nurs Forum. 1993; 20:1493-502.

[154] Brown CG, Yoder LH. Stomatitis: an overview. Am J Nurs.

2002; 102 suppl 4:20-3.

[155] World Health Organization. WHO handbook for reporting results of cancer treatment. Geneva: World Health Organization; 1979.

[156] Worthington HV, Clarkson JE, Bryan G, et al. Interventions for preventing oral mucositis for patients with cancer receiving treatment. Cochrane Database Syst Rev. 2010; (12): CD000978.

[157] Vayne-Bossert P, Escher M, de Vautibault CG, et al. Effect of topical morphine (mouthwash) on oral pain due to chemotherapy-and/or radiotherapy-induced mucositis: a randomized double-blinded study. J Palliat Med. 2010; 13:125-8.

[158] Clarkson JE, Worthington HV, Furness S, et al. Interventions fo r treating oral mucositis for patients with cancer receiving treatment. Cochrane Database Syst Rev. 2010; (8): CD001973.

[159] Swann D, Edmonds P. Sweating. In: Sykes N, Edmonds P, Wiles J, editors. Management of advanced disease. 4th ed. London: Arnold; 2006. p.214-8.

[160] Cheshire WP, Freeman R. Disorders of sweating. Semin Neurol. 2003; 23:399-406.

[161] Stolman LP Treatment of hyperhidrosis. J Drugs Dermatol. 2003; 2:521-7.

[162] Murphy BA, Cmelak A, Bayles S, et al. Palliative issues in the care of patients with cancer of the head and neck. In: Hanks G, Cherny N, Kaasa S, et al. , editors. Oxford textbook of palliative medicine. 4th ed. Oxford: Oxford University Press; 2010. p.908-15.

[163] Lichter l, Hunt E. The last 48 hours of life. J Palliat Care. 1990; 6:7-15.

[164] Harris A. Providing urinary continence care to adults at the end of life. Nurs Times. 2009; 105:29.

[165] Swann D, Edmonds P. The management of urinary symptoms. In: Sykes N, Edmonds P, Wiles J, editors. Management of advanced disease. 4th ed. London: Arnold; 2006. p.219–24.

[166] Gerber LH, Stout N. Factors predicting clinically significant fatigue in women following treatment for primary breast cancer. Support Care Cancer. 2011; 19:1581–91.

[167] NHS Scotland. Fatigue. Available at: www.palliativecareguidelines.scot.nhs.uk/documents/Fatigue.pdf. Last accessed 27 Nov 2011.

[168] Mock V. Fatigue management. Evidence and guidelines for practice. Cancer. 2001; 92:1699–707.

第五章　缓和医疗中的急症

接受缓和医疗的患者可能因为疾病本身、其他急性情况或外科手术而使得健康状况突然恶化。处理方法取决于患者的生存预期、需要干预的程度及对风险、获益、并发症和预后的评估。

急性情况无法完全预期，但有些可以从患者所罹患疾病的自然病程和受累部位来预测（如鳞状细胞癌患者出现脊柱转移，腹膜疾病患者出现肠梗阻，肿瘤侵犯大血管或骨髓衰竭患者发生出血情况）。急性情况也包括原有病情的急剧恶化，这部分我们将在其他章节讨论。

决策的制订取决于患者的状况是由疾病本身的进展所致的还是由可逆病因所致急性情况。

评估

缓和医疗中的急症应经过下列评估[1]：
- 急症的性质
- 患者的一般状况
- 疾病状态和可能的预后
- 合并症
- 症状
- 风险获益比

● 患者及照护者的意愿

需要考虑的重要因素：

● 威胁生命的疾病

● 并发症

● 对疾病的反应或有可能改变预后的治疗

● 随着时间的推移，功能状态的改变

● 患者对未来的认知

预立照顾计划：

● 期望

● 提前安排照顾计划

● 患者是否希望急救复苏

● 是否适合住院

在急救时最常用的药品有：

● 吗啡 10mg 或 20mg 注射

● 咪达唑仑注射剂（5mg/ml）1～2ml 皮下注射或含服

● 劳拉西泮（1mg/片）舌下含服（Genus 产品）或吞服

● 氟哌啶醇注射剂（5mg/ml）皮下注射

● 葡萄糖吡喀注射剂（200μg/ml）1ml 皮下注射

● 注射用水

我们需要有应急系统来保障接受缓和医疗的患者可以快速获得所需药物，尤其是在非工作时间。目前，英国的基层卫生机构已配有"紧急小药盒"，这里面按既定药单配有药物，可供紧急时刻和生命末期使用。药盒里还为患者准备了相关药物管理和使用的说明，称作"患者用药指导"。

以下是缓和医疗中常见急性情况的简要总结。

出血

定义

血管破裂造成血液流出。

流行病学

恶性肿瘤转移会增加出血和血栓风险。据统计，6%～14%的癌症病人会发生出血。3%～12%的患者可因出血导致死亡[2]。大出血少见。

评估

出血可由多种原因造成，如外伤、溃疡、炎症或肿瘤侵蚀血管（表5-1）。出血常发生于恶性肿瘤所在部位，颈动脉、股动脉和肺内血管[2]为常见受累血管。出血形式有内出血和外出血。诱因包括：

表 5-1　缓和医疗中患者出血的原因

缓和医疗中患者出血的原因	
耳鼻喉肿瘤	颈部转移灶侵袭颈动脉，口咽肿瘤在口腔内侵袭
消化道出血	胃十二指肠出血，小肠或大肠出血导致黑便
膀胱	肿瘤导致血尿、弥散性血管内凝血或白血病
白血病或恶病质	多部位出血，口腔和鼻出血痛苦明显，全身多发淤斑也会令家庭成员目不忍视
弥漫血管内凝血	由多种原因导致，比如脓毒血症
其他	主动脉瘤破裂（或胸主动脉），肿瘤性淋巴结侵袭邻近血管

●癌症相关：异常凝血，血小板功能障碍

- 化疗相关：血小板计数减低
- 生化：尿毒症、肝功能不全
- 药物作用：非甾体抗炎药、抗凝药
- 肿瘤侵袭：咯血、消化道出血

出血可以是肉眼可见或不可见的，如消化道或其他部位出血。出血速度可以很快速（如颈动脉受侵袭）或持续数小时（较小血管受累时）。

对于少量出血，需考虑是局部还是系统原因，并常规进行血细胞计数、凝血功能及肝功能的检查。大出血的患者在陷入低氧昏迷前会有短暂的意识丧失（20秒到数分钟），之后发生心搏停止。这一过程虽不痛苦，但对患者本人尤其是家属仍是一个恐怖的体验。

大量内出血患者可能会有以下表现：

- 突然出现的疲倦和虚弱
- 皮肤苍白，湿冷
- 突然烦躁不安或恐慌
- 心率和呼吸加快
- 意识丧失

一般治疗

出血风险是可以预测并可以提前准备的。某些癌症和疾病较易合并出血，而大出血往往以小量出血为先兆。

应停止使用增加出血风险的治疗（如阿司匹林、华法林），并提前告知家属可能发生的出血或在出血发生时及时给予解释。出血情况会给患者、家属及医务人员造成很大的压力，因而对所有有潜在出血风险的患者都应做好预先计划（图5-1）[2]。

明确患者是否有危险因素

一般危险因素
• 血小板减少症
• 头颈部较大的恶性肿瘤
• 较大的中央型肺癌
• 难治的急慢性白血病
• 脊髓发育不良
• 代谢性肝病和凝血功能紊乱

颈动脉破裂的危险因素
• 外科（如颈廓清术）
• 放疗
• 术后愈合差
• 可见动脉搏动
• 咽皮下瘘
• 息肉型肿瘤
• 系统性因素，如：糖尿病、超过50岁，体重减轻10%～15%，免疫功能缺陷，营养不良

多学科团队（MDT）讨论
• 包括肿瘤内科医生、外科医生、护理人员、药剂师和神职人员等
• 积极准备并提前安排
• 需要考虑的因素
  √患者的预后
  √患者目前的状态
  √患者对生活质量的感受和意愿

与患者及家属讨论
• MDT认为晚期出血发生的可能性有多大
• 患者及家属对于诊断和预后的了解和接受程度
• 患者和照护者希望了解多少信息
• 患者和家属希望在照护决策中的参与程度
• 患者和家属的心理应对策略

在出血时，根据不同的患者选择合适的处理措施
一般支持措施，如：
• 呼叫援助
• 确保有护士陪同病人
• 提供心理辅导
• 如有血液向外出可加压止血
• 用深色毛巾掩盖出血
• 如可能，吸走出血
• 镇静治疗：在药物的选择、剂量和使用方法上尚未达成统一

一般复苏措施，如：
• 以胶体液或血液制品补液和扩容
特殊止血措施，如：
• 外科结扎动脉

出血之后
• 事后向亲属、照护者和工作人员解释情况并给予安慰
• 考虑是否需要会诊

图 5-1 晚期癌症患者终末期出血的处理
（经 Harris 和 Noble[2] 允许复制）

大量出血往往是终末事件，此时积极治疗可能既不合适亦不可能，应按以下方案处理：

- 寻求支援
- 陪伴患者
- 如果有机会，穿戴好手套等保护衣物
- 保持冷静，说话要亲切温柔
- 加用毯子保持患者温暖
- 无需尽力使患者保持清醒，这样做只能增加大家的压力
- 用深色的毛巾和亚麻布减低血的视觉刺激
- 药物治疗
- 保证后续治疗措施

药物治疗

以下为药物控制出血的一些方法 [3~5]。

少量出血

局部治疗

- 藻酸盐敷料（尽量减少更换）
- 肾上腺素：浓度 1:10000（100μg/mL），配置方法 1ml（10 ml/安瓿）加入生理盐水 10ml 中；或 1:1000（1mg/ml）
- 氨甲环酸：100mg/ml，5 ml/安瓿
- 硝酸银：腐蚀性笔，尖端含 40% 的硝酸银和 60% 的硝酸钾
- 硫糖铝糊剂：1g 片剂溶于水或硫糖铝悬浊液，1g/5ml

全身治疗

- 氨甲环酸（口服）：1～1.5g，每日 2～3 次

- 酚磺乙胺：500mg 每日 4 次
- 甲硝唑：400mg 每日 3 次

严重出血

如果患者很痛苦，可以滴定给予快速起效的苯二氮䓬类药物。依据给药途径选择药物：

- 有静脉通路：咪达唑仑 5 ～ 20mg 或地西泮（静脉注射用乳剂）5 ～ 20mg 弹丸注射直到情况稳定
- 肌内注射：三角肌肌内注射咪达唑仑 5 ～ 10mg
- 直肠或人造口给药：直肠灌注地西泮溶液 5 ～ 10mg
- 舌下给药：咪达唑仑 10mg 口服或含服（未经许可的药物，特殊定制产品）

非药物治疗

非药物治疗出血的方法如下：

- 放疗
- 冷冻疗法
- 激光
- 栓塞术
- 外科手术

严重的外出血对旁观者会造成巨大的心理阴影。事件发生后应向团队成员报告。同时应该对亲属和工作人员提供支持和帮助。

恶性高钙血症

定义

恶性高钙血症是指校正血清钙浓度 >2.6mmol/L。

流行病学

所有恶性疾病的患者中，有 20% 会发生高钙血症。最常见于乳腺肿瘤、骨髓瘤、肾细胞肿瘤、鳞状细胞肿瘤和淋巴瘤[6]。

评估

高钙血症的临床特点如表 5-2 所示[7]。虽然神经肌肉、消化道和肾表现最为常见[8]，但不同患者症状可以有很大差异，并且与血清钙浓度的绝对值和血清钙的升高比例都有关。

校正血钙（mmol/L）= 血钙测定值 +（40- 血清白蛋白 g/L）× 0.02

表 5-2　与血钙升高有关的症状

症状	校正血钙（mmol/L）
无或轻度：疲劳、厌食、恶心、便秘、多尿	2.65～3.0
中度：呕吐、口渴、轻度意识障碍、无力	3.0～3.5
重度：脱水、肠梗阻、精神症状、嗜睡	3.5～4.0
极危险：心率减慢、心脏传导阻滞、昏迷、收缩期停搏、死亡	>4.0

（经同意引自 Bower 和 Cox[7]）

例如，一名患者血钙为 2.45mmol/L，血浆白蛋白为 24g/L

校正血钙 = 血钙测定值 +（40-24）× 0.02 = 2.77mmol/L

严重的高钙血症多是恶性循环的结果。高钙血症的影响有厌食、恶心、呕吐及肾浓缩功能受损导致脱水，继而也会影响精神状态，从而又可导致活动减少并加重高钙血症[8]。

除高钙血症的症状外，临床表现还有癌症本身的症状和体征。高钙血症通常于癌症终末期出现，预后差，生存期很少超过 6 个月[9]。

一般治疗

如果怀疑高钙血症，首先考虑进一步的治疗、干预措施是否可行。如果需要干预，则将患者收入院给予水化，如可能，予双膦酸盐治疗。未接受干预的患者，应该针对所有的症状进行治疗。

以下是治疗的初步目标：

- 控制并减低血钙水平
- 充分补液
- 增加尿钙分泌
- 抑制破骨细胞活性
- 停用引起血钙升高的药物
- 治疗潜在的病因（如果可能）

药物治疗

以下为药物治疗高钙血症的一些方法[3-5]：

唑来膦酸

唑来膦酸（Zometa®）可以抑制骨吸收，其机制可能为作用于破骨细胞及其前体。完全缓解（维持血钙在正常水平）和复发的中位时间分别是 32 天和 30 天[10]。唑来膦酸用于治疗恶性病所致高钙血症。推荐剂量为每月静脉注射 4mg，每次输注时间至少 15min，如效果不佳可于 1 周后重复给药。注射前应先进行静脉水化。

帕米膦酸盐

帕米膦酸盐（Aredia®）能够抑制正常和异常的骨重吸收，但似乎不影响骨的形成和矿化。静脉注射的不良反应包括一过性的体温升高、白细胞减少和血磷水平的降低。中度高钙血症的推荐用法是起始 4 小时内静脉输注 60mg，或者在起始 24 小时内静脉输注 90mg。严重高钙血症，可采用起始 24 小时静脉输注 90mg。

伊班膦酸

伊班膦酸（Bondronat®，Bonviva®）通过抑制破骨细胞的作用来抑制骨的重吸收。降低骨量丢失可预防骨转移瘤患者的骨折并减少钙释放入血。根据血清钙浓度，推荐给药方法有：静脉给药 2 ～ 4mg 每次；口服 Bondronat 片 50mg/d，或 Bonviva 片 150mg/ 月。应在清晨于进食任何食物、药物、饮品（除水外）前空腹至少 30 分钟（Bondranat）或 1 小时（Bonviva），大量饮水，坐位或立位服用。服药后，患者应站立或坐直至少 1 小时。

使用双膦酸盐会有下颌骨坏死的风险，在开始治疗前最好进行口腔检查。

药品保健品管理机构和人类药物委员会关于双膦酸盐和下颌骨坏死的建议如下 [3]：

● 癌症患者静脉注射双膦酸盐进行治疗比骨质疏松或佩吉特（Paget）病患者口服双膦酸盐治疗造成下颌骨坏死的风险大

● 增加下颌骨坏死的风险有：双膦酸盐的效能（唑来

膦酸盐最强），给药途径，累积给药量，恶性病的种类和
持续时间，口腔疾病史

● 所有接受双膦酸盐治疗的癌症患者在治疗前都应进
行口腔检查（并完成所有需要进行治疗的口腔问题）。但
是抢救时应先给予双膦酸盐治疗，再尽快完善口腔检查。
而因其他原因进行双膦酸盐治疗的患者中，只有口腔状
况不好的患者需要预先接受口腔检查

● 在进行双膦酸盐治疗期间，患者应保持口腔卫生，
进行规律的口腔检查，出现任何口腔症状及时报告

降钙素

降钙素（Miacalcin®，Cibacalcin®，Calcimar®）是一
种天然激素，可抑制骨吸收、增加钙排泌。降钙素于数
小时内起效，12 ～ 24 小时达峰。由于其作用时间短，恶
性高钙血症患者应同时加用其他起效虽慢但作用更强的
药物。鲑鱼降钙素应用最多，效果也优于人降钙素。其
作用时间很短。如出现血钙严重升高，可应用降钙素
1 ～ 2 次的同时结合补液和呋塞米来迅速降钙（虽然补液
和呋塞米降钙效果有限）。降钙素推荐剂量为 2 ～ 8U/kg，
im/sc，q6 ～ 12h。

硝酸镓

硝酸镓（Ganite®）通过抑制骨的重吸收和改变骨晶
体结构发挥作用。它可能是由于骨重吸收减少导致降钙
效应。尽管硝酸镓的降钙效果比其他药好，但起效慢。
对于严重的高钙血症，推荐硝酸镓 200mg/（$m^2 \cdot d$），入
生理盐水 1L 中静脉注射，连用 5 天；对于轻度的高钙血
症，推荐硝酸镓 100mg/（$m^2 \cdot d$），入生理盐水 1L 中静
脉注射，连用 5 天。

糖皮质激素

尽管糖皮质激素不能直接起到降钙作用，它对由维生素 D 中毒、某些恶性病（如多发性骨髓瘤、淋巴瘤）、结节病和其他肉芽肿病引起的高钙血症能起到治疗作用。对实体瘤或原发性甲状旁腺功能亢进无效。几种糖皮质激素都可以使用。推荐用法为静脉注射 200 ～ 300mg 氢化可的松，连用 3 天。

顽固性高钙血症

80% 高钙血症患者生存期不足 1 年[11]。如果评估后认为患者已处于濒死状态或之前的治疗不能降低血钙水平，则给予缓解症状（如谵妄、恶心和疼痛）的治疗。

恶性脊髓压迫症

定义

恶性脊髓压迫症是指肿瘤对脊髓造成压迫（图 5-2）。

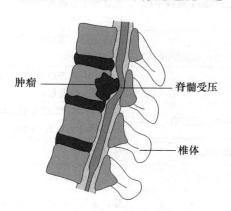

肿瘤　　　　　　　　　　脊髓受压

椎体

图 5-2　脊髓压迫

流行病学

根据原发肿瘤的类型不同，脊髓压迫症的发生率可达 5% ～ 10%，其中最常见导致脊髓压迫症的有乳腺癌、前列腺癌和肺癌[12, 13]。近 10% 的压迫发生在颈段，70% 在胸段，20% 在腰骶段，也可能产生多处压迫[1]。

评估

脊髓压迫症的症状和体征可以很多样，评估中要注意保持高度的警惕性，从而在患者出现晚期神经系统体征前就通过症状做出诊断，最大可能的保留行动能力，如果等到出现体征可能为时已晚（表 5-3）。

表 5-3　脊髓压迫症中神经系统的症状和体征

症状	神经系统体征及定位
肩 / 上肢或手 / 手指的无力	颈髓损伤：可能伴有下肢的症状体征或排尿功能障碍
颈部疼痛或由肩到手臂或手指的放射痛	上肢的无力或感觉障碍，下肢肌张力增高，病理征阳性
行走困难 在路边或上台阶时容易绊倒	胸髓损伤：可能伴有排尿困难、尿潴留或便秘
不能爬楼梯，行走困难	下肢上运动神经元障碍（屈肌张力增高弱于伸肌张力）
臀部及下肢麻痹，胸背痛	压迫水平对应的感觉平面及以下感觉减退：脐水平对应胸 10 水平（见附录 2）
膀胱或肠道感觉丧失	马尾压迫症
尿潴留（常为无痛性）	下肢肌张力减低，无力
下肢无力	膝、踝关节的腱反射减低或消失

续表

症状	神经系统体征及定位
臀部或下肢感觉障碍或神经痛	屈跖反射
下背痛	腰骶神经区域感觉丧失（如腹股沟或下肢和臀部）

超过 25% 的患者在出现压迫的 48 小时内出现瘫痪。延误诊治会导致患者预后不良并增加永久性残疾和不能自理的风险。诊断时已不能行走的患者中，只有不足 10% 可能完全恢复行动能力[14]。

一般治疗

当怀疑脊髓压迫症时，需要立刻同肿瘤内科医生讨论并将患者收入院安排 MRI 检查和治疗。一旦确诊为脊髓压迫综合征，应立即给予正确治疗，最好在出现症状 24 小时内。

对偶尔有些可能更适合缓和医疗的患者（如疾病晚期，不适合放疗），需就患者的具体情况与临终关怀工作人员进行讨论。会对决策产生影响的因素如表 5-4 所示[15]。

表 5-4 影响决策过程的因素

影响决策过程的因素	
患者因素	预后 是否适合择期手术 / 合并症 年龄和功能状态
肿瘤一般因素	肿瘤类型、生物学行为和放射敏感性 脊柱外转移的数量和位置

续表

影响决策过程的因素	
肿瘤局部因素	病理解剖
	涉及脊髓节段数
临床问题	神经功能状态（缺失和进展程度及速度）
	疼痛
	不稳定性（已经发生或即将发生）

（资料源于 Akram and Allibone[15]，©2010，已征得 Elsevier 同意）

药物治疗

脊髓压迫症的药物治疗有[16]：

● 地塞米松 16mg/d（除非有明确的禁忌证），尽量口服给药（如需要也可皮下或静脉给药）

● 根据患者当前的治疗采取一定的镇痛措施

● 双膦酸盐可用于镇痛和减低骨髓瘤及乳腺癌椎体转移造成椎骨压缩性骨折的风险

非药物治疗

非药物治疗脊髓压迫症的方法有[17, 18]：

● 放疗是癌症患者最常用于治疗脊髓压迫症的方法。可以在减压手术后使用或单独使用

● 外科手术在晚期癌症患者中的使用较局限，仅适用于身体状态较好，预计生存期超过 3 个月且放疗不敏感的患者。当脊柱稳定性受到威胁时需求助于神经外科以稳定脊柱

● 化疗敏感、仅出现早期压迫症状的肿瘤可以在常规内科治疗外考虑加用化疗

●理疗和康复治疗是治疗中的重要部分，发生脊髓压迫综合征的患者中位生存期为 7 ～ 10 个月，近 30% 的患者可存活超过 1 年

粒细胞缺乏性脓毒血症

定义

粒细胞缺乏性脓毒血症需要满足以下几条：

●体温高于 38℃至少一次

●成人中性粒细胞计数＜ $0.5×10^9$/L （一般对于中性粒细胞＜ $0.5×10^9$/L 的患者需要采取隔离、护理及饮食建议）

●低血压和（或）心动过速

●近期进行血液肿瘤化疗（14 日内）

流行病学

粒细胞缺乏并脓毒血症是已被认识的、抗肿瘤治疗（特别是化疗）带来的具有潜在致死性的并发症，但目前成人患者中发病率和死亡率数据还不够精确。例如：死亡率在不同文献中的报道为 2% ～ 21% 不等[19]。

评估

粒细胞缺乏性脓毒血症对在化疗中骨髓受抑制的患者有严重影响，常在化疗后最多 10 ～ 15 天内表现出白细胞（尤其是中性粒细胞）降低。发生粒细胞缺乏性脓毒血症的危险因素如表 5-5 所示。

表5-5 化疗引发粒细胞缺乏性脓毒血症的危险因素

化疗引发粒细胞缺乏性脓毒血症的危险因素	
患者特点	有基础疾病，如心血管或肾病
	高龄，特别是＞65岁
	一般情况差
	营养情况差
	女性
	体表面积＜2m²
	既往发生过粒细胞缺性脓毒血症
实验室检查	血红蛋白＜120g/L
	治疗前中性粒细胞绝对计数＜1.5×10⁹/L
	血清清蛋白低
疾病特点	肿瘤浸润骨髓导致的细胞减少
	晚期肿瘤
治疗	化疗方案的骨髓毒性
	联合放化疗
	之前采用强化的治疗，包括照射野
	未使用粒细胞集落刺激因子

粒细胞缺乏性脓毒血症的特点有：

- 两周内接受过化疗
- 流感类似症状及皮疹
- 体温高于38℃
- 可能有明确的感染灶，如肺部或泌尿系感染
- 如果最近一次血细胞计数中中性粒细胞计数＜1.0×10⁹/L，脓毒血症的可能性更大

评估可依据临床表现及以下结果：

- 全血细胞计数，尿素和电解质检查，肝功能
- 胸片

●外周血培养和经中心静脉导管血培养（分清哪些是从管路里培养出的）

●观察

●留取尿样和咽拭子送常规和病毒培养

●如果患者有腹泻，留取粪便标本培养

●如果有感染灶，应留取合适位置的标本送检

中性粒细胞缺乏的患者在临床上可分为三组：

1. 患有中性粒细胞缺乏症的患者，他们仍有一定的免疫功能，但急需治疗。

2. 患有中性粒细胞缺乏症的患者，已丧失免疫功能且急需治疗。

3. 其他患有中性粒细胞缺乏症的患者，他们可能曾出现过中性粒细胞减少症状或再次出现该症状，需要进一步检查以明确诊断。

一般治疗

对于高度怀疑中性粒细胞缺乏症的患者（如先前4周经历过化疗），如果在入院前出现发热或有发热史，应使用广谱抗生素治疗。大多数肿瘤治疗中心推荐治疗方法为：在可能出现中性粒细胞减少所产生败血症的1小时内静脉注射抗生素，并建议患者到专业的治疗中心寻求帮助而不是找他的全科医生就诊。

药物治疗

根据当地政策第一时间采用经验抗生素治疗。粒细胞集落刺激因子（G-CSF）是一种生长因子，皮下给予后

可刺激骨髓，从而产生大量白细胞，在某些情况下可以用作预防。G-CSF 缩短了中性粒细胞再生所需要的时间，该治疗也经常用于中性粒细胞缺乏症所导致的严重或反复的感染[20]。

阿片类药物过量

如果阿片类药物是严格按照疼痛评估和再评估指标进行滴定使用，在缓和医疗中引起的药物过量问题很少。若患者不经意服用过多剂量，下一剂药物停服并对患者进行观察，但如果过多的阿片类药物导致了呼吸衰竭或昏迷，则患者需要住院治疗。

如果患者出现了昏迷或呼吸衰竭等症状，应使用特效解毒剂纳洛酮。尽管纳洛酮比其他阿片类药物作用时间短，我们仍需要根据呼吸频率和昏迷深度来密切监控和调整用量。药物的剂量需要严格滴定以确保疼痛不会复发。

当纳洛酮需要多次使用时，可予持续静脉输注。输注的速率要根据患者的生命体征进行调整[3]。纳洛酮对某些阿片类药物如丁丙诺啡，只起部分拮抗作用。右丙氧芬和美沙酮的作用持续时间很长，如果患者过量服用这些药物，则需要监控更长的时间。

纳洛酮剂量

对于阿片类药物过量，可按下列用法使用纳洛酮

● 静脉注射，0.4～2.0mg。如果未见疗效，间隔 2～3 分钟再次注射，直至最大注射量 10mg（同时复核诊断是

否正确)。如果患者呼吸功能进一步恶化，则可酌情增加剂量

● 皮下或肌内注射剂量均同静脉注射，儿童无需调整剂量。仅用于不可经静脉注射时（如情况紧急来不及）

● 使用输液泵进行持续静脉输液，将 4mg 纳洛酮溶解于 20ml 静脉输注溶液中，根据患者情况调节速率。起始速率可设定为起始静脉注射量的 60%，输液时间超过 1 小时

癫痫发作

定义

癫痫发作为大脑神经元的异常放电，从而导致惊厥、轻微体征、意识障碍等一系列综合征。

流行病学

在接受缓和医疗的患者中，癫痫发作（广泛性及局灶性）患病率为 10%～15%。多数是由于大脑原发肿瘤或转移瘤（发病率 20%～35%）（表 5-6）、脑血管病、癫痫、电解质紊乱（低钠血症、高钙血症、尿毒症）所致[22]。

表 5-6　不同类型肿瘤发生癫痫发作的风险

肿瘤类型	癫痫发作风险（%）
神经上皮细胞瘤，神经节神经胶质瘤	80～100
低级星形细胞瘤	75

续表

肿瘤类型	癫痫发作风险（%）
脑膜瘤	30 ～ 60
高级星形细胞瘤	30 ～ 50
脑转移瘤	20 ～ 35
原发性中枢神经系统淋巴瘤	10

（资料源于 Rossetti 和 Stupp[21]）

评估

除外其他可能导致意识障碍和肢体／面部异常活动的疾病，如血管迷走性发作、直立性低血压、心律失常、低血糖症、多巴胺拮抗剂所导致的锥体外系副作用、酒精中毒等。

判断患者是否有癫痫发作病史或是否为好发人群（惊厥史、既往有无继发性癫痫发作、已知的脑部疾病）。患者应用抗癫痫治疗是否有禁忌，患者能否应用口服药，与当前服用药物是否有相互作用（如类固醇药物会降低卡马西平和苯妥因的疗效）[22]。

一般性治疗

癫痫的一般性治疗遵循如下原则：

- 避免跌倒或撞到尖锐物品
- 避免约束患者
- 勿强迫患者在口中放置物品
- 当癫痫发作停止后，将患者转身至侧俯卧姿势

● 癫痫发作后，患者将会有一段时间的困倦感

● 如果癫痫症状在 5 ～ 10 分钟后没有自发停止，或在短时间内再次发作，则应及时寻求医疗救助

● 不要大喊或期望患者服从口头指示

癫痫发作可引起患者和家属的恐慌情绪，医护人员需要花一些时间来向他们说明病情并提供可靠保证。通过解释解决患者及家属的疑虑，如患者会不会咬到舌头，是否会在癫痫发作中窒息，是否会对患者造成永久的脑损伤等。

药物治疗

患者对药物治疗的反应个体化而且多变的。应该依据患者的疗效而不是特定的血浆浓度[4]对药物剂量进行调整。

急性癫痫发作

对于急性癫痫发作的治疗原则如下[22]：

● 住院患者，地西泮，每次 2mg 直至 10mg，静脉推注，或者劳拉西泮 4mg，缓慢静脉注射

● 予地西泮灌肠液直肠灌入或经假肛（腹壁造口）灌入

● 皮下注射咪达唑仑 5mg，5 分钟后重复

● 咪达唑仑 10mg 静脉给药或口服液

癫痫持续发作

持续癫痫发作治疗原则如下：

● 住院患者予静脉苯妥英

●肌内注射苯巴比妥 100mg，如果需要，可将苯巴比妥 200 ～ 400mg 溶于液体中 24 小时持续皮下注射

慢性癫痫发作的控制

大多数器质性病变引起的癫痫发作可从治疗中获益。

部分或继发性癫痫

部分性或继发性癫痫的治疗原则如下：

●丙戊酸钠，起始剂量为每日 600mg，分两次服用，尽量餐后给药。可逐日增加 200mg 直至每日 2.5g，通常的维持剂量为每日 1 ～ 2g

●卡马西平：用于癫痫是的起始剂量是 100 ～ 200mg 每日 1 次或第日 2 次，通常可缓慢增加至每日 0.8 ～ 1.2g，分次服用。有些患者可能需要用到每日 1.6 ～ 2g，分次服用。对于老年患者可酌情降低起始剂量

●拉莫三嗪：单药疗法治疗中，起始剂量 25mg 每日 1 次，持续 14 天后，增加至 50mg 每日 1 次再用 14 天，之后每 7 ～ 14 天增加一次，至最大剂量 100mg。通常维持剂量为 100 ～ 200mg 每日，分 1 ～ 2 次服用。在合用丙戊酸盐辅助治疗中，起始剂量 25mg，隔日一次，14 天后改为 25mg 每日 1 次，再用 14 天，之后每 7 ～ 14 天增加至最大剂量 50mg。通常维持剂量为 100 ～ 200mg 每日，分 1 ～ 2 次服用。在不使用丙戊酸盐的辅助治疗中（使用酶诱导性药物），起始剂量 50mg 每日 1 次，持续 14 天，之后每 7 ～ 14 天增加一次至最大剂量 100mg。通常维持剂量为每日 200 ～ 400mg，分 2 次服用

原发性广泛癫痫发作

治疗原则如下：

- 丙戊酸钠：方法同上
- 拉莫三嗪：方法同上

不能口服药物的濒死患者

对于不能口服药物的濒死患者，治疗原则如下：

- 抗癫痫药具有较长的半衰期，不需要更多的附加处理
- 咪达唑仑 5mg 皮下注射，必要时地西泮灌肠液 10mg 灌肠
- 咪达唑仑 20～30mg 24 小时持续皮下注射可用作维持治疗

若癫痫发作已经出现并且再发可能性很高，治疗是非常必要的[23]：

- 对于原发脑肿瘤或脑转移瘤的患者，预防用抗癫痫治疗有争议，目前为止并未显示出在控制癫痫方面的优势
- 在第一次发作后，就要开始癫痫发作的预防
- 如果正在进行的治疗并未控制癫痫发作，可短暂使用氯硝西泮
- 起始氯硝西泮 0.5mg 每日 3 次口服，之后每三天增加 0.5mg 直至症状得到控制。在长期使用氯硝西泮后，突然停药会导致癫痫持续状态，应逐渐降低剂量
- 对于癫痫持续状态，尽管地西泮一直是苯二氮䓬类药物的最好选择，但最近研究显示劳拉西泮会更加有效。因为它对癫痫发作的控制时间更长，而且造成心衰的可能性更小
- 加巴喷丁可用于部分性癫痫发作和强直性肌阵挛的辅助治疗。起始剂量为 300mg 口服每日 3 次或每日 4 次，维持剂量为每日 900～3600mg

●咪达唑仑可通过静脉输注，皮下或口服给药，静脉注射起效速度最快。不推荐肌内注射。对于老年患者，应使用较低剂量（1～2mg）

●苯巴比妥对部分性癫痫发作和大多数强直性肌阵挛都有很好的疗效

●可能引起中枢性激惹的患者，应避免使用吩噻嗪

●原发脑肿瘤或脑转移瘤的患者，可以考虑加用地塞米松口服或皮下注射治疗。即使仅有一次癫痫发作，地塞米松也不应单药用于此症的治疗

上腔静脉阻塞

定义

上腔静脉阻塞（SVCO）或上腔静脉综合征（SVCS）是指由于恶性肿瘤导致的上腔静脉的阻塞。

流行病学

上腔静脉阻塞在淋巴瘤、肺癌（小细胞癌和鳞癌）患者中的发病率为3%～8%，在乳腺癌及睾丸癌患者中的发病率稍低。最常见的是右肺肿瘤引起右侧症状（SVCO发生率高于10%），上腔静脉阻塞最常出现在肺癌（70%）和淋巴瘤（8%）的患者[23]。

评估

上腔静脉阻塞是由于上腔静脉受压、阻塞或血栓形成所导致的静脉回流障碍（表5-7）[24]。如果适合积极干预，应考虑住院进一步评估并采取可能的化疗、放疗或

支架植入等方法。

表 5-7 上腔静脉阻塞的病因

恶性疾病	肺癌 ● 小细胞癌 ● 非小细胞癌 淋巴瘤 ● 霍奇金淋巴瘤 ● 非霍奇金淋巴瘤 转移瘤：许多可能的原发部位 食管癌或平滑肌瘤 甲状腺癌 胸腺瘤或胸腺癌 生殖细胞肿瘤 乳腺癌 间皮瘤 急性髓性白血病
良性疾病	心源性 ● 主动脉或大动脉瘤 ● 动静脉瘘 ● 先天性心脏缺陷 + 手术修补 ● 缩窄性心包炎 纵隔纤维化 结节病 肺源性 ● 纵隔气肿 ● 张力性气胸 外伤 感染 动脉炎 胸骨后甲状腺 血栓形成

与中央静脉相关	起搏器植入
	肠外营养管路
	Hickman 导管
	透析管路
	Swan-Ganz 导管
	紧急中心静脉置管
	LeVeen 分流

（资料源于 Ostler 等 [24]）

症状

SVCO 的症状可有 [24]：

● 呼吸困难

● 面部或上肢肿胀，皮肤斑点 [25]

● 头痛或"面容呆滞"

● 咳嗽

● 吞咽困难

体征

上腔静脉阻塞的体征有：

● 头颈部肿胀

● 颈部、躯干和手臂的血管怒张

辅助检查

SVCO 患者需要做如下辅助检查：

● 胸部 CT

● 胸部 X 线，并通过支气管镜、纵隔镜或其他可到

达的部位获取组织学病理

治疗后平均生存期为 8 个月。若患者为卧床状态、疾病终末期、拒绝治疗或经肿瘤科医生讨论没有其他进一步的治疗，则应给予控制症状的治疗和护理（寻求专业帮助）。

治疗

立即给予地塞米松（16mg/d），可减少纵隔肿瘤相关水肿并预防放疗可能导致的炎症。

三个基本治疗选择[26]：

1. 可考虑血管支架。这是一种新的治疗方法，在上腔静脉中放置可自扩张的金属支架。在放置支架前可能需要溶栓治疗，但短期和长期的疗效都很好。90% 的患者在死亡前未出现上腔静脉梗阻症状的复发。这一方法对于起病急骤、尚未得到的组织学结果上腔静脉综合征非常有用。

2. 对于小细胞肺癌和淋巴瘤化疗是最好的选择。

3. 对于纵隔肿瘤引起的上腔静脉综合征可采用放疗。

对于复发的上腔静脉综合征：
- 重复使用地塞米松
- 考虑放疗
- 血管支架可能需要重置

支持性缓和医疗照护

在进行关键性治疗的同时或关键性治疗无效后，可以采取以下干预措施：

- 吸入氧或氦氧混合气
- 低剂量的阿片类药物
- 苯二氮䓬类药物
- 缓解焦虑

参考文献

[1] Falk S, Reid C. Emergencies. In: Fallon M, Hanks G, editors. ABC of palliative care. 2nd ed Oxford: Blackwell Publishing; 2006. p.40-3.

[2] Harris DG, Noble SI. Management of terminal hemorrhage in patients with advanced cancer: a systematic literature review. J Pain Symptom Manage. 2009; 38:913-27.

[3] British National Formulary. BNF 61. London: BMJ Group and Pharmaceutical Press; 2011. Available at: www.bnf.org. Last accessed 27 Nov 2011.

[4] Palliative Drugs. Essential independent drug information for palliative and hospice care. Formulary 2011. Available at: www.palliativedrugs.com. Last accessed 27 Nov 2011.

[5] Pereira J, Phan T. Management of bleeding in patients with advanced cancer. Oncologist. 2004; 9:561-70.

[6] Green D, Thompson JA, Montgomery B. Oncologic emergencies. In: Irwin RS, Rippe JM, editors. Intensive care medicine. 6th ed. Philadelphia: Lippincott Williams & Wilkins; 2008. p.1419-30.

[7] Bower M, Cox S. Endocrine and metabolic complications of

advanced cancer. In: Hanks G, Cherny N, Kaasa S, et al. , editors. Oxford textbook of palliative medicine. 4th ed. Oxford: Oxford University Press; 2010. p.1015-33.

[8] Clines GA, Guise TA. Hypercalcaemia of malignancy and basic research on mechanisms responsible for osteolytic and osteoblastic metastasis to bone. Endocr Relat Cancer. 2005; 12:549-83.

[9] Ralston SH, Coleman R, Fraser WD, et al. Cancer-associated hypercalcemia: morbidity and mortality. Clinical experience in 126 treated patients. Ann Intern Med. 1990; 112:499-504.

[10] Hemphill RR. Hypercalcemia. Available at: www.emedicine. medscape.com/article/240681overview. Last accessed 27 Nov 2011.

[11] Waters M. Hypercalcaemia. InnovAiT. 2009; 2:698-701.

[12] Loblaw DA, Perry J, Chambers A, et al. A population-based study of malignant spinal cord compression in Ontario. Clin Oncol. 2003; 15:211-7.

[13] Bach F, Larsen BH, Rohde K, et al. Metastatic spinal cord compression. Occurrence, symptoms, clinical presentations, and prognosis in 398 patients with spinal cord compression. Acta Neurochir. 1990; 107:37-43.

[14] Conway R, Graham J, Kidd J, Levack P. What happens to people after malignant cord compression? Survival, function, quality of life, emotional well-being and place of care 1 month after diagnosis. Clin Oncol. 2007; 19:56-62.

[15] Akram H, Allibone J. Spinal surgery for palliation in malignant spinal cord compression. Clin Oncol. 2010; 22:792-800.

[16] National Institute for Health and Clinical Excellence. Metastatic spinal cord compression. NICE clinical guidelines 75. London: National Collaborating Centre for Cancer; 2008.

[17] George R, Jeba J, Ramkumar G, et al. Interventions for the treatment of metastatic extradural spinal cord compression in adults. Cochrane Database Syst Rev. 2008; (4): CD006716.

[18] Eleraky M, Papanastassiou l, Vrionis FD. Management of metastatic spine disease. Curr Opin Support Palliat Care. 2010; 4:182-8.

[19] National Institute for Health and Clinical Excellence. Neutropenic sepsis: prevention and management of neutropenic sepsis in cancer patients. Scope. Available at: www.nice.org.uk/nicemedia/live/12349/49068/49068.pdf. Last accessed 27 Nov 2011.

[20] Oppenheim BA, Anderson H. Management of febrile neutropenia in low risk cancer patients. Thorax. 2000; 55 suppl 1:S63-9.

[21] Rossetti AO, Stupp R. Epilepsy in brain tumor patients. Curr Opin Neurol. 2010; 23:603-9.

[22] Palliative Care Guidelines. Emergencies in palliative care. Available at: www.palliativecareguidelines.scot.nhs.uk/documents/Seizures.pdf. Last accessed 27 Nov 2011.

[23] Fraser Health. Hospice palliative care program symptom guidelines: twitching/myoclonus/seizures. 2006. Available at: www.fraserhealth.ca/media/19FHSymptomGuidelinesMyoclon us.pdf.Last accessed 27 Nov 2011.

[24] Ostler PJ, Clarke DP, Watkinson AF, Gaze MN. Superior vena cava obstruction: a modern management strategy. Clin Oncol.

1997; 9:83-9.

[25] Falk S, Fallon M. ABC of palliative care: emergencies. 1997. Available at: www.bmj.com/content/315/7121/1525.full. Last accessed 27 Nov 2011.

[26] Rowell NP, Gleeson FV. Steroids, radiotherapy, chemotherapy and stents for superior vena caval obstruction in carcinoma of the bronchus. Cochrane Database Syst Rev. 2001; (4): CD001316.

第六章　预立照顾计划

预立照顾计划（advance care planning，ACP）是患者及照顾者之间自愿进行的有关未来照护的讨论，其与医院本身规定无关。如果患者愿意，他的家人及朋友亦可参与讨论。建议在征得个人的同意后，讨论的内容可以以文件的形式保存下来，定期回顾，且与关键照护者沟通[1]。

一个 ACP 讨论包括以下几个方面[1]：

- 患者个人的关注点和意愿
- 患者的重要价值观及他们的个人照顾目标
- 他们对于病情及预后的理解
- 他们对未来可能对自己有益的治疗或者照顾的愿望或者倾向性，以及这些内容的可及性

ACP 包括以下几个步骤：

- 告知患者
- 澄清倾向性
- 找到一个代理人——当患者失去对其自身照顾决策能力时的决策者

●与患者家属或至少与其代理人一起讨论

ACP 的原则并非新事物了。知晓自己正在接近死亡的患者与他们的照护者讨论他们希望怎样被对待已经是很普遍的事情。然而，他们的愿望并非总是被尊重，尤其是患者被紧急送往医院或者家庭成员们对于"什么是最有利的治疗"尚未达成一致的情况下更易发生。为了避免此种现象的发生，作为生命终末期照顾路径中内容的几个步骤可以用于帮助维护患者的意愿（表 6-1）。

表 6-1 "好死"的原则

"好死"的原则
●知道死亡什么时候会到来，并且知道可能会出现什么情况
●有能力控制发生的一切
●被给予尊严和隐私
●疼痛及其他症状均可控
●对死亡地点有选择及决定权（在家里或别处）
●可以获得关于任何需求的信息和经验
●可以获得所需要的灵性与情感的支持
●在任何地方（不仅限于医院）都有可以获得真正的临终照顾
●能够决定由谁在场陪伴自己的临终过程
●有能力签署预立医疗指示，使其愿望能被尊重
●有告别的时间及用于处理其他事情的时间控制力
●当生命终点到来之时可以安然离去，而不是无目的地使用延长生命的措施

（资料源于 smith[2]，经 BMJ 出版集团许可使用）

面对死亡的几个阶段

面对死亡的反应可被分为以下几个阶段（表 6-2）[1,3,4]：

●震惊和否认：患者的第一反应是震惊，紧接而来的是否认：认为一切都是错的。有些患者一直不能度过这个阶段，他们可能四处求医，直到找到一个认同自己观点的医生

●愤怒：在这个阶段，患者变得沮丧、易激惹，对他们生病的事实表示愤怒，他们会问"为什么是我？"，处于这个阶段的患者很难以应对，他们会把他们的愤怒转嫁给医生、医务人员、教堂/上帝以及他们的家人。有时候这种愤怒会针对他们自己，他们坚信是惩罚和自己所犯的错误让自己患病

●讨价还价：患者可能会试图和医生、朋友甚至是上帝谈判，只要能治愈，他/她愿意履行一个或多个承诺，如做慈善或经常去教堂

●抑郁：患者会出现抑郁的临床症状（如退缩、无望、精神运动迟滞、睡眠障碍、有可能有自杀的想法）。抑郁可能来自于疾病对他/她的生活的影响（如失业、经济困难、被朋友或家人孤立）或来自于自己的生命不久即将结束的事实

●接受：患者意识到死亡不可避免并完全地接受了它

表 6-2　预立照顾计划实施过程的关键性原则

预立照顾计划实施过程的关键性原则
● 整个过程均是自愿的。专业人员、家庭或者任何组织都不应该给希望预立照顾计划的患者任何压力
● ACP 必须是花费一定时间的、以患者为中心的对话
● ACP 的过程反映了整个社会对个人自主权尊重的愿望。任何讨论的内容都应该是由患者决定。患者本人也许不想面对未来相关的话题，这种情况必须被尊重
● 医务人员及参与照顾的社会人士必须坦诚对待患者可能提出的任何问题，并且知道如何回应这些问题
● 医务人员和参与照料的社会人士仅在通过专业判断认为谈及 ACP 会对患者的照料有所帮助时才应该主动提起这个话题。此种讨论必须小心引出
● 相关人员需要适当的训练以使他们知道如何有效地交流，并且明白相应的法律和伦理学问题
● 相关人员需要知道何时他们就到达了自己的知识和能力的极限，并知道何时、向谁求助
● 虽然患者可能会邀请他们的照护者、关系亲密的亲属或朋友参与讨论，讨论仍必须聚焦在患者的观点上。有些家庭可能已经进行过讨论，也欢迎他们分享讨论的情况
● 与当前好的临床实践及职业规范要求一致，我们尊重保密性原则
● 医务人员和社会照顾人士需要清楚在某些特定的情况下自己所能提供的支持、服务和选择并给对方一个现实的预期。必要时可转介给合适的同事或机构以寻求帮助
● 专业人员必须清楚地了解相应治疗的可能带来的好处、坏处及风险，从而帮助患者做出一个正式的决定
● 受照护地点的选择会影响治疗的选择，原因是有些治疗在家中或护理院中无法进行，如化疗或静脉注射。由于一些照顾措施在家中无法进行，患者可能需要进入医院或临终关怀机构中进行症状控制
● ACP 要求患者必须有以下能力：理解、对现有选项进行讨论，并对最终计划达成一致。讨论后的决定应该以文件的形式保存
● 如果患者希望做出拒绝治疗的决定（事先决策），那么他必须在有专业知识的人员的指导下进行，并根据《心智能力法案 2005》的规定记录下来

（资料源于英国国家卫生服务机构末期照顾计划[1]）

■ 临终患者的居家照护

如果能够自己选择的话，大多数患者愿意选择在家中，在亲人的陪伴下死去。然而，他们的照顾者需要有相应的支持及资源来帮助他们走过这一段路程[4]。这意味着一个非常亲密的人，如配偶、密友或关系密切的亲属提供全天的照护。照护者必须准备好应对患者身体的和心理的需求，这对于患者获得"好死"非常重要（表 6-1）[2]。

对于基于社区的照顾来说，无论在时间上还是情感上都是一个很大的负担。在家照顾濒死的患者需要一个团队，包括全科医生、家庭医生、社区护士，可能还需要麦克米兰护士（译者注：麦克米兰是对癌症患者进行支持的慈善机构）及其他相关专业人员的参与，如社会服务（图 1-1）。如果在工作时间有任何问题，应该能够就近得到工作时间外的专业照护。为了保证各个需要照顾的方面都被覆盖到，需要进行全人评估（表 6-3）[5]。

恐惧、对预后及对疾病恶化方式的疑问都是很常见的。尽自己的能力去回答问题，对确定的、不确定的事情诚实地告知，这对患者是非常重要的。多数患者并不想得到一个直接的答案，随着与患者的关系的发展，弄清"他们究竟想知道多少""他们什么时候想知道"及"他们想以一种什么样的方式知道"是很容易的。

在疾病末期的患者一般会变得更衰弱，卧床的时间会越来越多。他们会逐渐地变得昏昏欲睡，进食液体、食物和吃药都变得更加困难。这时候可能需要考虑一种更合适的照顾和护理的方式，如停掉不再需要的药物，对仍需要的药物更换一种给药方式。实际上，这时所需要的所有的护理将聚焦在保证舒适、安全及支持上。此外，他们身体上出现的变化如尿便失禁也会使患者心理很难受，令照护者不高兴并增加护理的负担。

照顾心爱的人临终是一个痛苦的经历。精神上的压力加上睡眠的缺乏会对照护者造成很大的影响。看到父母、同胞或配偶／伙伴从一个自立的、强壮的人逐渐变成一个脆弱的、不能自理、失禁的人，加上自己以往相关类似经历的阴影的影响，使照护者经历极大的痛苦，并可能使其感到愤怒或罪恶感。

照护者需要和患者一样知道可能发生什么。他们会发现，死前的喉鸣或陈－施呼吸是最令人痛苦的。不要忘记一些操作上的细节：如需要时该给谁打电话，当死亡来临的时候需要做什么，包括没有必要呼叫医务人员等。

下面的内容将提供关于评估、监测、提前计划和支持患者、照护者和专业医务人员的工具及流程。

表 6-3 需要评估的内容

需要评估的内容
● 当前症状
● 患者的情绪状况
● 患者精神状况
● 用药情况
● 体格检查
● 患者对于所患疾病现况、治疗选择及预后的了解
● 患者对了解医疗信息及参与决策的愿望

续表

需要评估的内容
● 患者关于向其他亲属告知疾病信息的意愿
● 患者关于照护措施的意愿；非专业照护者关于照护措施的意愿
● 患者的目标
● 现有的家庭照护支持服务
● 非专业照护者培训、躯体及情感支持的需求
● 家庭硬件设施的调整
● 澄清有 / 没有预立照顾计划或决定
● 对心肺复苏的意见
● 患者的经济需求

（资料源于 Taube[5]）

金标准框架

金标准框架（gold standards framework，GSF）是为优化全科医生对接近生命终点患者的照护而提出的、经系统循证医学证实的方法。其旨在帮助患者直到生命的最后一刻都活得更好，它涵盖的服务对象是任何末期疾患、任何情况的患者最后几年的照护（参见 www.goldstandardsframework.nhs.uk）。虽然 GSF 最初是对初级医疗、为癌症患者的照护提出的，但它是一个通用的改进工具，可被运用在任何患有威胁生命疾病的患者身上，并可运用于其他地方，如居家照护中。

GSF 的五个目标是 [6]：

1. 持续的高水平照护

2. 与患者意愿保持一致

3. 预测需求并预先准备

4. 增强参与者的自信心，促进团队合作

5. 更多居家照护，减少医院内照护

GSF 体现了以患者及其家人的需求为核心的原则，并鼓励初级照护团队的跨学科合作。在关键问题及有效解决方法上，GSF 均有最佳证据支持，其涉及的每个阶段均有同步进行的实验研究支持。缓和医疗团队发现GSF 可以有效提升他们的实践水平，使缓和医疗照顾标准化，提高照护的一致性。对实践的回顾和审查是 GSF 的核心部分，旨在提高照护的一致性和可靠性。

2009 年，英国皇家全科医师学院批准了该学院的生命末期护理策略，并为 GSF 的发展提供了进一步的支持。2009 年 6 月，全新修订的 GSF 初级护理进阶项目"向最好进发"（Going to Gold）正式启动，为临床实践人员将GSF 应用得更好提供了培训、支持和资源（表 6-4）[6]。

表 6-4 社区医疗机构缓和医疗服务的金标准框架：7C

社区医疗机构缓和医疗服务的金标准框架：7C	
交流 （Communication）	对临终患者实行登记制度，使得团队知道哪些患者更需要帮助。"预后提示指南"，包括"惊讶问卷"是识别哪些患者需要登记的工具之一
合作 （Coordination）	记录关键的联系人，如社区护士或家庭医生（不仅仅是上级医师）及其联系方式，并与其保持紧密联系。联络员需受过良好的培训，他们关注 GSF 患者及家庭医生的动向，在两者之间保持有效联络

社区医疗机构缓和医疗服务的金标准框架：7C	
症状控制 （Control of symptoms）	保证全科医师、护士、护工、家庭照护、急诊医师、救护车随车人员、药师都能便捷地获取当地缓和医疗专业医师的建议
连续性 （Continuity）	有记载患者简要病史的记录本，以保证患者及其家属无论在哪里，如急诊室中，在没有其他病史记载的情况下也可以获得良好的照护 有与其他专科人员，如急诊科医师、药剂师、医院专科护士和救护车随车人员保持良好联络的系统架构
继续教育 （Continued learning）	GSF 鼓励对每一个病例进行反思，以提高护理水平。找到当地社区医疗的不足之处并提出解决方案
照护者支持 （Carer support）	保证照护者在每个阶段都可以无缝对接。保证他们有机会讨论或阅读到关于未来可能发生的事情及其解决方案的相关知识
临终照护 （Care of the dying）	保证所有设施都按照系统化方式，如利物浦照护路径（Liverpool Care Pathway）或 GSF 最简流程进行。给患者提供切实可行的接受照护地点的选择，以文件的形式记载下他们的选择，并依此执行

（资料源于 Thomas[6]）

为识别需要接受缓和医疗照护的患者，我们需要三个关键信息，可以采用以下的问题组合加以识别：

1. 如果这位患者在未来的 6 ～ 12 个月内死亡，你会感到惊讶吗？如果不会的话，可以采取什么措施来提高他/她当前的生活质量并为临终做准备？

2. 选择/需求：疾病终末期的患者选择仅接受减轻症

状的治疗，而非"治愈性"治疗，或对支持 / 缓和医疗照顾有特殊的要求，如拒绝肾移植等。

3. 专业医疗指导：对患有以下任一种疾病的终末期患者都应该有相应的专业的医疗指导：癌症、器官衰竭、老年痴呆 / 衰弱。

GSF 提供了数种不同的模板以在不同的条件下使用。更多信息请访问 www.goldstandardframework.nhs.uk。

患者希望得到的照护

患者的喜好和选择会随着死亡的逐步接近而发生变化，而这些变化均会对他们所需要的照护条件和照护地点产生影响。现将一些共同点总结如下：

● 如果能提供高水平的护理，并不会对他们的家人及照护者增加过多负担时，多数患者喜欢在家里接受护理

● 一些研究表明，尽管部分独居的患者（尤其是老年人）希望在家以外的一个地方、在他人的陪伴下（而非孤独一人）走向生命的终点，他们仍会希望在家里住尽可能长的时间

● 有些患者出于不想麻烦家人的原因，更希望在家以外的其他地方接受照护。很多人会选择临终关怀机构

● 大部分患者（但不是全部）希望不在临终关怀机构内死亡。但事实上这是多数患者的死亡地点

患者希望得到的照护（prefferred priorities of care，PPC）是记载患者对其生命终末期意愿和选择的文件记录，以保障他们临终的选择权，文件由患者保存[7]。这

份文件最初是为接受居家照护的癌症患者设计的,重点着眼于他们濒死时希望接受怎样的照护。如今其扩展用于患者对其即将到来的死亡的选择和个人意愿。

PPC(表6-5)为讨论患者照顾中的困难选择提供了机会。在拟定多学科团队及其他服务的照护计划时,即可明确记录患者及其照护者的意愿,以减少不恰当的医疗干预。患者可在任何时候提出制订PPC,当他们失去决定能力的时候,这可帮助他们的照护人员作出最恰当的选择。

如果癌症患者在他们还有选择能力时做出自己的选择,他们就更有可能得到他们想要得到的照护[8]。PPC不具有法律效力,但它的内容被包括在《心智能力法案2005》内。一旦患者对其照护失去决定能力,这份文件就将生效。更多信息请访问 www.goldstandardframework.nhs.uk.

表6-5　讨论希望得到的照护

讨论希望接受的照护
●你对你的疾病的感觉,你对其了解程度,你对预后的判断
●你所担心的事情,如疼痛或成为家庭的负担
●你对你接受的照护的特殊要求
●你希望在哪里走向生命的终点?在家中、临终关怀机构或在医院
●你希望/不希望得知的事情,如还能活多长时间
●任何你不希望做的事情

(资料源于英国国家卫生服务机构末期照顾计划[7])

■ 利物浦照护路径

利物浦照护路径(liverpool care pathway,LCP)是

用于提高卧床的濒死患者最后几小时或几天的生活质量的路径。此路径描述了患者可能经历的过程，协助保证其接受合适的护理（表 6-6）[9]。其旨在预测患者可能出现的问题，并预防其发生。

LCP 背后的指导思想是无论患者在哪里死亡，均给予同样的照护。其包括以下各方面[9]：

- 控制患者症状，使其舒适
- 何时需要使用相关药物以预防症状的出现
- 什么时候该停止某些治疗和照护
- 心理和灵性上的支持
- 对家庭的支持

LCP 旨在将在临终关怀机构中提供的高品质护理运用于其他医疗机构中，让患者无论在哪里临终，均可受到相应的照护。LCP（表 6-7）[9] 已在医院、养老院、患者家里/所在社区及临终关怀机构使用。LCP 并非为濒死照护提供了所有的答案，但其指示了一个正确的方向。作为一个良好的实践模型，最近英国卫生部推荐了 LCP[10]。

表 6-6 整合照护路径

整合照护路径
● 聚焦于患者及其家庭
● 有证据支持
● 包括患者及其照护者
● 制订一个标准，明确什么该做
● 包括照护中涉及的所有专业人员及患者家属

（资料源于 Ellershaw 和 Wilkinson[9]）

表 6-7　利物浦照护路径中的关键信息

利物浦照护路径中的关键信息
1. LCP 需要有人使用
2. LCP 不可在缺乏教育或培训支持的情况下使用
3. 良好的沟通是成功的第一步
4. LCP 不加速或延迟死亡
5. 濒死诊断需要多学科团队做出
6. LCP 不推荐使用持续深度镇静
7. LCP 并不反对人工营养及水化
8. LCP 支持持续再评估
9. 反馈、修正、评价并学习
10. 停止，思考，评估并做出改变

（资料源于 Ellershaw 和 Wilkinson[9]）

LCP 可被分为五个部分：

1. 评估
2. 医疗决策
3. 沟通
4. 管理
5. 回顾

LCP 旨在辅助而非替代医疗决策。其可使专业照护人员在患者死亡将要来临时，在最后的几个小时或几天里，根据患者意愿，提供高品质的照护，如 LCP 并未包括临床辅助营养、水化或抗生素应用的建议。所有的临床决策均需根据患者意愿来实行。

对临终的鉴别和诊断通常比较困难，不确定性也是临终的一部分。有可能一个被认为临终的患者活了比预计更久的时间，反之亦然。可以根据需要寻求第二个人的意见或专业缓和医疗照护的帮助。在这个困难的、充满不确定性的时期所做的决策改变，均需按照患者或其亲属、照护者的意愿进行并告知相应的多学科团队（图 6-1）[11]。

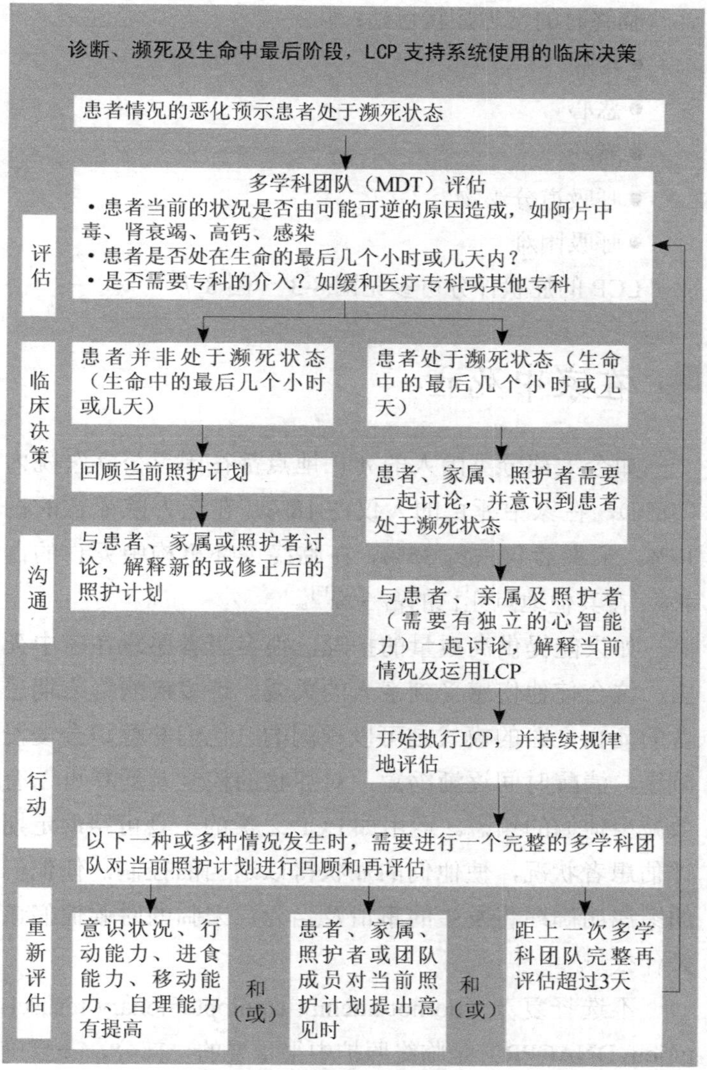

图 6-1 利物浦照护路径中的决策制订

（经玛丽居里缓和医疗利物浦研究所 LCP 核心团队同意复制[11]）

临终时的常见症状包括：

- 疼痛
- 恶心
- 躁动
- 呼吸道分泌物
- 呼吸困难

LCP 的症状评分可参见图 8-3 ～图 8-7。

在家中死亡

如今大部分英国人的死亡地点都在国家公立医院内（58%），在家中死亡的人仅占 18%，在老人院死亡的占 17%，后两者仅占约 35%。在临终关怀机构中死亡的占 4%，在其他地点死亡的占 3%[13]。

如果能提供高质量的护理，很多患者愿意在家中死去，这会使他们感受到亲人的关爱。许多疾病终末期患者的死亡之路的模式是可以预测的。他们的意识会慢慢减退，清醒时间逐渐缩短，对症状的控制及解释可以有效减少他们的焦虑。运用如 LCP 之类的工具可帮助定期评估患者状况，使他们的症状得以适当的控制，使他们的家属明确即将发生的事情及当死亡来临的时候他们该做什么[9]。

不选择复苏（do-not-attempt cardiopulmonary resuscitation，DNACPR）是临终照护中很重要的一部分，一旦确定 DNAR 就应当保证其有效执行。从 2001 年起，医院联盟要求落实复苏政策，以保障患者医疗选择的权利，但在社区医疗机构，情况有所不同。一种很重要的可避免无意义复苏的方法是让患者家属不要呼叫救护车，因为如果没被预先告知，赶来的医护人员有责任对其施行复苏。

在患者死亡后，亲属通常会通知社区医生或家庭医生；在非工作时间，被通知的医生可能是一个对患者病情及死亡原因并不是很了解的医生。在为家属提供患者死亡后需处理的事项的相关建议时，非常有必要向其解释"确认死亡"和"死亡登记"的事情，并告诉他们当他们联系殡葬服务人员时，会得到相应的帮助和建议。社会保险部可以提供对亲属的书面信息 [14, 15]。家属会要求撤掉患者身上的所有医疗器械。虽然输液装置容易撤掉、电池也容易拆掉，但其他装置通常是在联系社区护理团队后数日才能被拿走。患者的所有处方药均是其财产，医护人员没有权利将其取走。可以建议家属向药师咨询该如何销毁这些药物。

参与到患者最后死亡过程的医生通常是社区医生或家庭医生，这位医生会为其出具死亡证明。尸体安葬之前法律并未要求有医生要查看尸体（虽然很建议这么做）。家属有义务到相关机构进行死亡登记。在英格兰或威尔士，家属需要在5日内在患者死亡所在地的登记机构进行登记。

如果死者生前有捐献用于移植的器官或为医学教育捐献整个遗体的遗愿，则需要紧急联络相关事宜。在缓和医疗照护机构中，最常见捐献的器官是角膜，用于移植的角膜需要在死亡后24小时内从遗体上取出。通常的做法是询问一级亲属的意见，看他们是否反对器官捐献。

如果尸体需要火葬，除接受一位有执照医生的认证之外，还需要接受另一名有至少 5 年行医经验，非前一位医生或患者的搭档或亲属的医生的确认。2008 火葬管理办法是从 2009 年 1 月开始实行，它取代了 1930 火葬管理办法，是所有现行规定的集合改进版 [16]。

在以下这些情形时，需要通告验尸官 [17]：

● 死者最后的生命过程没有医生参与

● 虽然有医生参与至患者最后的生命过程中，但在死前 14 天内或死后没有医生在场

● 死亡原因不详

● 术中死亡或在麻醉苏醒前死亡

● 因机械事故、疾病或中毒导致的死亡

● 突发死亡或非预期死亡

● 非自然死亡

● 由于暴力或忽视而致的死亡

● 在可疑的环境中发生的死亡

● 在监狱或警署内发生的死亡

大多数情况下的死亡情况没有必要向火葬场办公室汇报。在缓和医疗照护机构中，上报的最常见原因是患者因工业相关问题导致的死亡（如间皮瘤）。必须注意的是，如果证明死亡的医生并非在预期死亡发生时被通知，此状况同样需要上报火葬场，因为虽然有医生的介入，但死亡依然是突然发生或是没有预兆的。因为这种情况对家人而言增加了不必要的痛苦，而且这种情况可能是可以避免的。运用如 GSF 等工具可以帮助避免此类情况的发生。

丧亲哀伤辅导

丧亲哀伤辅导的对象为刚刚失去深爱的人或动物后处于哀痛期的人们。"Bereavement"这个词来源于古德语的词根，意为"偷盗"或"通过暴力抢劫"。

哀悼会是失去亲友后通常会举办的仪式，是一种公开表达悲恸的方式。不同的文化有着不同的模式，都是非常煽情的。当某人经历了彻底的失去时，悲恸可反应为悲伤、愤怒、罪恶感或困惑感。这是丧失亲人后的自然的情绪反应。丧亲后的情绪变化个体差异很大，并非常复杂，可导致实操层面、经济、社会、情绪及灵性上很大的变化和需求（表6-8）[18]。

表 6-8 正常哀伤：可预见的变化

生理上	功能上	人际间	个人内心	灵性上
睡眠习惯	日常活动	家庭成员间关系	情绪、压力水平	信仰
精力	经济状况	社会地位	注意力	寻求理解
性功能	工作或学习的创造性	社交能力	对濒死、死亡、生命和生活的看法	寻求意义
血压			更关注健康	问"大问题"的需求
消化功能			对自我的认知	
一般健康状况				

（资料源于 Egan 和 Arnold[18]）

预期哀伤

预期哀伤是人们在为即将到来的死亡做准备时的正常情绪反应。预期哀伤表现出来的反应很像抑郁症，但对它们的处理是不一样的，所以有必要将二者加以鉴别：

以下几个方面可以用于鉴别预期悲伤及抑郁症：

- 情绪随时间变化
- 仍有正常的自尊
- 乐于与朋友及家人相处
- 期待特殊的场合

非复杂性的丧亲反应可分为四个阶段（表6-9）

表 6-9　非复杂性丧亲反应的四个阶段

阶段	备注
震惊、拒绝相信、麻木	此初期阶段持续约2周，在此期间丧亲的人们最终接受了他们所爱的人已经死亡这个现实
承受悲伤之痛	此阶段会持续数月，一些人会在其所爱的人死亡后出现持续6个月的轻微的暂时性的抑郁
适应没有所爱的人陪伴的生活	在此阶段，生者会发现他们承担起逝去的人的位置和责任，并重新定位自己
继续生活	大多数人会在1～2年内进入此阶段，建立起新的人际关系并积极生活

哀伤的常见表现包括食欲和体重改变、疲劳、失眠或其他睡眠障碍、性欲减退、精力下降、恶心呕吐、胸部或喉咙疼痛及头痛。沉浸在逝去所爱的人的巨大哀伤

中的人们会有创伤后应激障碍的症状，正如受到巨大惊吓后的反应一样，出现幻视或幻听或肌张力增加。

丧亲与死亡率增加相关，丧亲的人出现生理或心理疾病的概率更高，其出入医疗机构亦更频繁[19]。多数人会寻找到一个适应的方法，但有些人在没有额外帮助的情况下很难自己做到这一点。而且有很多事情会对此产生影响或延长哀伤的过程（表6-10）[20]。

表6-10　更长的哀伤期

更长的哀伤期
● 非预期死亡或暴力导致的死亡
● 因自杀而死
● 缺乏朋友或其他亲属支持
● 童年期接受过重大打击，如被遗弃或被忽视
● 儿童分离焦虑
● 与逝者关系密切或有依赖关系
● 对死亡没有准备
● 在儿童死亡的案例中的其他儿童
● 对人生变化缺乏恢复力及适应力

（资料源于 Worden[20]）

在悲恸期间，原则上有四项任务：

1. 接受"失去"这个事实
2. 工作，以冲淡悲伤
3. 适应没有逝者的环境
4. 感情上找到逝者的替代者并积极生活

帮助人们度过哀伤期需要几个步骤（表6-11）[20]。有时候需要通过哀伤辅导及同伴支持团体提供长期的支持。

表 6-11 帮助生者从哀伤中脱身

帮助生者从哀伤中脱身
● 帮助生者使失去所爱的人这一事情"真实化"
● 帮助生者识别并释放情绪
● 帮助其生活在没有逝者的生活中
● 促进其情感从逝者身上转移回来
● 给予其悲恸的时间
● 对属于正常哀伤反应的现象给予解释
● 允许个体差异的存在
● 给予持续性的支持
● 检测其防御性
● 发现病理性的哀伤并转诊

（资料源于 Worden[20]）

很多医务人员发现某些患者的逝去会耗竭他们的情感。找到支持的方法非常重要。同事或同行可以提供相应的支持；如果他们不才能，可以寻求其他途径，如向导师、朋友或社区领导寻求支持。

■ 参考文献

[1] National Health Service End of Life Care Programme. Advance care planning: a guide for health and social care staff. 2008. Available at www.endoflifecareforadults.nhs.uk/assets/downloads/pubs_Advance_Care_Planning_guide.pdf. Last accessed 27 Nov 2011.

[2] Smith R. A good death. An important aim for health services

and for us all. BMJ. 2000; 320:129–30.

[3] Kübler-Ross E. On death and dying. London: Routledge; 1969.

[4] Perreault A, Fothergill-Bourbonnais F, Fiset V. The experience of family members caring for a dying loved one. Int J Palliat Nurs. 2004; 10:133–43.

[5] Taube AW. Home care of dying patients. In: McDonald N, Oneschuk D, Hagen N, Doyle D, editors. Palliative medicine. A case-based manual. 2nd ed. Oxford: Oxford University Press; 2005. p.375–88.

[6] Thomas K. Caring for the dying at home. Oxford: Radcliffe Medical Press; 2003.

[7] National Health Service End of Life Care Programme. Preferred priorites for care. Available at www.endoflifecareforadults.nhs.uk/tools/core-tools/preferredprioritiesforcare. Last accessed 27 Nov 2011.

[8] MackjW, Weeks JC, Wright AA, et al. End-of-life discussions, goal attainment, and distress at the end oflife: predictors and outcomes of receipt of care consistent with preferences. J Clin Oncol. 2010; 28:1203–8.

[9] Ellershaw J, Wilkinson S, editors. Care of the dying. A pathway to excellence. Oxford: Oxford University Press; 2003.

[10] National Institute for Clinical Excellence. Improving supportive and palliative care for adults with cancer. London: NICE; 2004.

[11] Marie Curie Palliative Care Institute Liverpool. The liverpool care pathway for the dying patient LCP core documentation. Available at www.mcpcil.org.uk/liverpool-care-pathway/documentation-lcp.htm. Last accessed 27 Nov 2011.

[12] Office of National Statistics. Mortality Statistics. 2004. Avail-

able at www.statistics.gov.uk/hub/population/deaths/mortality-rates/index. html. Last accessed 27 Nov 2011.

[13] Department of Health. End of life care strategy. Available at www.dh.gov.uk/prod_con-sum_dh/groups/dh_digitalassets/@dh/@en/documents/digitalasset/dh_086345.pdf. Last accessed 27 Nov 2011.

[14] Department of Social Services. What to do after a death in England or Wales. Available at www.dwp.gov. uk/docs/dwp1027.pdf. Last accessed 27 Nov 2011.

[15] Scottish Government. What to do after a death in Scotland. Available at www.scotland.gov, uk/Resource/Doc/277028/0083194.pdf. Last accessed 27 Nov 2011.

[16] Ministry of Justice. Cremation regulations 2008 guidance for cremation authorities and crematorium managers. 2008. Available at www.justice.gov.uk/guidance/docs/cremation-crematorium-guidance.pdf. Last accessed 27 Nov 2011.

[17] Ministry of Justice. A guide to coroners and inquests. 2010. Available at www.direct.gov.uk/prod_consum_dg/groups/dg_digitalassets/@dg/@en/documents/digitalasset/dg_185904.pdf. Last accessed 27 Nov 2011.

[18] Egan KA, Arnold RL. Grief and bereavement care. Am J Nurs. 2003; 103:42−52.

[19] Parkes CM. Coping with loss: consequences and implications for care. Int J Palliat Nurs. 1998; 5:250−4.

[20] Worden JW. Grief counselling and grief therapy. A handbook for the mental health practitioner. 4th ed. New York: Springer Publishing Co; 2009.

第七章　伦理问题

伦理应当成为指导临床医师工作与决策的准则。它适用于所有的医疗护理过程。对于护理那些即将接近生命终点的患者来说，伦理承担了更多的责任。与文化问题在不同国家间存在着差异不同的是，伦理准则在各地都是一致的。在医学伦理中有四条主要的原则（表 7-1）[1]。

表 7-1　四项伦理准则

四项伦理准则		
自主性	尊重患者	只有在征得患者同意的条件下才进行治疗 患者是否愿意接受怎样的治疗方案是患者的权利 患者有权利被告知足够的信息来做决定 在患者要求时，医护专业人士有义务提供真实且全面的信息 不仅仅适用于治疗过程，同时也适用于其他场合，如患者决定接受治疗的地点与提供者
行善	造福于患者	任何做与说的事情必须出于患者利益，包括对患者忠诚，这在几乎所有的情况下对患者都是有利的 不应该让患者接受不必要的检查 不应该让患者接受不必要或无效的治疗 我们的帮助不仅仅给患者躯体上带来益处，还包括心理、社会及其他现实的安适；必须与"家长式作风"相区别

续表

四项伦理准则		
不伤害	避免对患者的伤害	任何说与做的事情不能伤害患者，包括躯体上与心理上
		包括对患者忠诚；对患者撒谎或仅告知部分事实都很有可能造成伤害
		对于每一次治疗，潜在的获益必须与副作用之间相权衡
		只有在治疗将很有可能帮助患者，并且只具有很小的可能会引起副作用的条件下，才能实施治疗
公平	资源使用的公平及方法的平等	与财富、阶级、教义与肤色无关
		不幸的是，研究表明在世界范围内医疗保健严重缺乏公平性
		很多治疗方法只有富人、有影响力和有权势的人或充分表达了"想要更好治疗"的人才能得到
		在一些国家，只有能够支付得起吗啡的患者才能用上吗啡
		在一些国家，缓和医疗需要单独支付，如果没有钱就意味着将在痛苦、孤独和毫无尊严的情况下死去

（资料源于 Doyle 和 Wood ruff[1]）

所谓伦理上的两难困境，指的就是一种特定的做法，人们发现具有同样重要的伦理学理由来支持或反对该做法，而不得不做出决定的情形。

而所谓伦理差异/冲突包括了价值取向的不同，通常出现在当某人的生命、健康或幸福受到疾病威胁时，出于善意的人们对于应当做的事情产生分歧。在接下来的章节中，我们将概述缓和医疗中可能出现的伦理问题。

保密

　　保密是保持患者和医护专业人士彼此间信任的必要条件，同时要受到法律与伦理上的保护。患者应当能够期待他们基于信任而提供的个人健康信息得到保密，除非有不得已的原因。保密性的保证同样极大地符合公众利益，能够鼓励个人主动寻求适当的治疗方法并提供相关的信息。

　　无论是手写、计算机录入、视听记录还是医护专业人士的记忆，所有可辨认的患者信息都属于保密的范畴。它包括了以下的信息内容：

- 任何与个人诊断或治疗相关的临床信息
- 患者的照片、肖像、视频、音频或者其他媒体资料
- 负责患者的医师，患者就诊的科室及其就诊时间
- 其他任何能够直接或间接推断出患者上述资料的信息，以及能够辨别出患者身份的信息，如姓名、地址、完整的邮政编码或出生日期

　　医生对于保密性的职责已由英国医学学会概述 [2]。

　　然而这些保证保密性的义务却常常令医护专业人士陷入伦理或法律上的两难困境，通常发生在当第三方要求获得患者及其治疗过程信息的时候。一些需要考虑的因素如下：

- 必须适当地告知患者他们的个人信息将如何被使用
- 在情况允许时，所有数据均应匿名
- 除非已经很明确的表示过，否则使用或公开个人健康信息一定需要明确的知情同意

●一些情况下，当未征得患者许可时，信息只有在法律允许或具有重大公共利益（如涉嫌儿童虐待）的条件下才能公开

●信息公开程度应当局限于完成既定目的的最低需要

●当患者撤回其信息的公开的许可时，应当充分尊重他们的意愿

●医护专业人士应当随时评判其使用个人健康信息的正当性

保密义务应当推广到可以接触患者记录的所有医疗团队成员。一些社区已经建立起综合性医护团队，包括了护工、社会公益服务人员及非法定个体。如果可能，医护专业人士应当在一开始就和患者讨论其信息共享的意愿。其他的机构有可能希望在患者治疗的不同时间点上参与到病例讨论中来或是该病例有可能参加到案例研讨会或跨学科会议中。在上述的各种情况下，个人信息的共享必须得到患者明确的许可，而在未得到许可的条件下，只有在法律要求或涉及重大公共利益的前提下才能公开（表 7-2）[2]。

表 7-2　保密的例外情况

保密的例外情况	
●得到患者的许可	
●法律要求	
●当出于患者本人的意愿时	
●用于疾病的登记	
●用于保护社会安全	

（资料源于英国医学学会 [2]）

同意

在进行任何检查、研究、提供治疗或让患者参与教学研究活动之前，临床医师必须取得知情同意或者其他有效的授权。这个过程通常包括在征得患者同意之前，以患者能够理解的方式提供所需要的信息。

在征得同意的过程中，对于以下这些问题医师不能自己做出假设：

- 患者可能想知道或需要的信息
- 临床上或其他方面的那些患者可能认为重要的因素
- 患者知识水平或对于所提出问题的理解力

对于从事研究或提供治疗的临床医师来说，他们有责任与患者进行详细的讨论。如果直接讨论不可行，该责任应当委托给他人。被委托人应当有适当的培训与资质，对于所进行的研究和治疗方案有足够的知识，并且了解相关的风险与知情同意准则。

患者可以口头或书面表示同意，也可以通过诸如配合相关检查或治疗过程的方式来默许。对于简单常规检查与治疗，如果临床医生对患者关于所接受的方案内容与原因的理解满意，采用口头许可或者默许的方式即可。但对于风险较高的情况下，临床医生应当获得患者书面同意。

在向患者取得同意之前，临床医生必须考虑是否给患者提供了他们需要的信息，以及患者对于所采用的方案的细节和可能的后果的了解情况（表 7-3）[3]。

表 7-3　患者提供知情同意时可能想知道或需要的信息

患者提供知情同意时可能想知道或需要的信息
●诊断和预后
●有关诊断和预后的不确定性，包括进一步检查的选择
●治疗与控制病情的选择，包括不进行治疗的选择
●检查和治疗的目的及其包含的详细内容
●各种选择的潜在获益、风险与负担、成功率；如果可能，这些信息应当包括选择不同的医疗机构和医师对于收益风险的影响
●所采用的检查或治疗方案是否是科研项目的一部分，或者是为患者利益出发而设计的创新疗法
●在患者治疗过程中主要负责人及其他相关人员、他们的职责及医学生可能参与的程度
●患者拒绝参与教学或科研的权利
●患者寻求替代方案的权利
●患者需要支付的费用
●医生及其医疗组织可能有的利益冲突
●医生认为的具有更大潜在获益但医生本人或此医疗机构不能提供的治疗方案

（资料来源于英国医学学会[3]）

　　在任何条件下，医生不应隐藏任何用于患者决策的信息，即使亲属、伴侣、朋友或照护者要求也不可以这么做，除非医师认为提供该信息会给患者造成严重的伤害。在这里，"严重伤害"指的不仅仅是患者可能感到沮丧或拒绝接受治疗。

　　临床医生应当尊重患者拒绝研究或治疗的决定，即使他认为患者的决定是错误或不合理的。医生应当向患者清楚地解释和表达对于其决定可能造成后果的担忧，但不能向患者施加压力使他接受医生的意见。无论结果如何，医患讨论的关键要点都应记录在患者的病历或知情同意书中。

任何其他人无权替有能力的成年人做决定。当患者要求由医生做决定，或打算将决定权交给他们的亲属、伴侣、朋友、护理人或其他亲近的人时，患者了解他本人具有的选择及相关的治疗方案的具体内容仍然很重要。如果患者不想了解这些信息，医生应当试图弄清其原因。而如果在讨论之后，患者仍然坚持不想知道其健康状况或治疗方案的细节，医生应当尊重患者的意愿。"患者拒绝了解相关信息"的情况应当记录在案。所记录的信息应当清晰明确，以使患者在任何时刻可以改变之前的决定，获得更多的相关信息 [3]。

要求与拒绝治疗方案

在可能的条件下，人们总是寻求自身利益的最大化，因此他们有时会寻求或拒绝特定的治疗方案。医生应当考虑患者积极的医疗介入行为，但最终仍应提供那些临床上可行的选项。患者及其家属不能坚持要求临床上不可行的治疗方案。

经常就照护目标达成共识的对话将给患者、亲属与医护团队提供更大的动力，并给治疗方案的选择提供清晰透明的环境（图7-1）[4]。照护目标是动态变化的，随着病情的发展将逐步变化和调整。

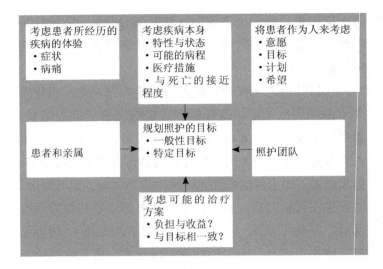

图 7-1 一种用于设定照护目标和治疗计划的方法
（资料源于 Latimer[4]，©1991，Elsevier）

对于拒绝治疗的情况，法律和伦理准则都强调具有足够心智能力的成年人有权拒绝临床治疗，包括延长生命的治疗。当成年人拒绝那些可能对其有利的治疗时，医务人员应当确保没有误解的发生，并以敏锐的方式告知拒绝治疗之后可能的后果[5]。

当评估拒绝治疗的适应性时，需要考虑以下因素[6]：

●患者的决定是否明确适用于患者当前的状况

●患者的决定是否适用于不应拒绝治疗的场合

●患者是多久之前做的决定及该决定是否重新审视和更新过（这同时是评估有效性的因素之一）

●是否存在患者未能够预期的情况，而这些未能预期的情况会影响患者的决定。如患者做出决定之后，相关临床技术有所发展或患者个人的情况发生了变化。

良好的沟通是必须的，而且应当包括对于患者可接受的替代治疗方案的探讨。不过最终，具有足够心智能力的成年人提出的拒绝应当得到尊重。

每一次患者表达拒绝的情况都应在病历中得到记录，同时还应当清楚地记录患者拒绝接受治疗的条件和限制因素。

不给予或撤除医疗措施

出于法律或伦理的考虑，当治疗方案不能够让患者获益时应停止执行，比如：治疗方案并不是出于患者利益的最大化或患者本人拒绝。然而在实践中，这有时会是一个困难的决定。此时基本的指导原则应当是：尊重患者的尊严、舒适和权利，并且考虑患者任何已知的愿望及不具有决策能力的患者之亲友的意见[5]。

静脉输液提供人工营养及水化（artificial nutrition and hydration，ANH）、鼻胃管、经皮内镜下胃造瘘术（PEG）或放射线下置入的胃造瘘营养管也许能够缓解症状或延长患者生命或提高生命质量。然而，对接近生命末期的患者来说，这些措施带来的收益、负担及危险还不是非常清楚[6]。这可能会造成如下的担忧：处于不清醒或半清醒状态的患者可能会经历痛苦的症状和并发症，可能是他们对于营养或水分的需求没有得到满足，也可能是在试图满足自身营养或水分的过程给患者造成不可避免的痛苦[6]。

患者对于营养或水分的需求应当单独评估。如果评估结果表明给予临床辅助的营养或水分在总体上不能让患者获益，则不应启动该治疗或者应撤除已经进行的治疗。如果可能，其中的原因应当向患者及其亲属说明并回应他们任何的疑问或担忧[6]。

在法律上，ANH 被视为是一项治疗，因此应当与其他医疗措施同等对待。尽管如此，仍有一些人将口服、管饲及滴注摄入的营养和水分视为基本营养的范畴。因此，聆听和考虑患者及其亲属的观点（包括文化上或宗教上的观点），并向他们解释提供临床辅助营养可能具有的获益、负担和风险是十分重要的[6]。

对不会马上死亡的患者不给予或撤除 ANH，应当寻求另一位医生的临床意见。在英格兰、威尔士和北爱尔兰，不给予或撤除处于持续性植物状态患者的 ANH 是需要接受法律审查的[6]。

如果已经达成共识，认为临床辅助营养或水化总体上对于患者不利并决定撤除或不开始治疗，则应当保证患者处于舒适的状态、所有不适的症状都得到缓解。临床团队应当密切监视患者的状况，并且随时准备当患者状况发生变化时重新评估临床辅助营养或水化带来的收益、负担和风险[6]。

心肺复苏术

当突发心搏或呼吸停止时，心肺复苏术（CPR）能够试图将患者的呼吸和心搏抢救回来并恢复正常的血液循环。如果抢救及时，在一些场合下CPR还是有可观的成功率的。然而通常情况下，CPR的成功率很低，并且对患者有很多负担和风险，包括对肋骨和内脏的损伤、诸如缺氧性脑损伤等临床不良反应及诸如增加肢体残疾等对患者的不良后果[6]。

如果心跳呼吸骤停是患者死亡过程的一个预期阶段且CPR不能成功，那么决定不采用CPR并且做好记录将有助于保证患者平静而有尊严地死去[7]。通过诸如不把患者用急救手段从社区运送到医院等方式，同样能够帮助患者在其最后的时光里能够在他们喜欢的地方度过。这些处理措施被称为"不使用CPR"（DNACPR）指令，或"不施行心肺复苏"与"自然死亡"决定。

是否采取CPR的决定应当基于患者个体的条件和意愿，并且应当包括了与医护团队成员、患者本人和其家属（或两者皆有）之间的讨论（图7-1）[4]。一些具有决策能力的患者可能会希望拒绝采取CPR。然而在患者发生心搏或呼吸骤停而迫切需要采取措施的紧急时刻，想要获得一个深思熟虑的决定是非常困难的。因此，当患者目前状态很有可能发生心搏或呼吸骤停时，提前做好处理计划能够确保患者关于治疗的意愿和倾向能够被考虑到，并在合适的条件下做出DNACPR的决定并记录（图7-2）[8]。

不采取心肺复苏术

在患者的状况下,心跳呼吸骤停是否很有可能发生?

否 → 没有理由认为患者可能发生心跳呼吸骤停与患者本人(或无决策能力患者的家属)讨论CPR不是很有必要。但如果患者希望讨论CPR,则应当尊重

是 ↓

CPR是否有实际的可能性会成功?

否 → 当不采取CPR的决定是基于清晰的临床基础时再去询问患者关于CPR的意愿是不合理的。但是有需要告知患者将采取DNACPR决定则需要谨慎考量

当患者失去决策能力、拥有健康与福利事务全权代理律师(LPA)或法庭任命代理(CAD)时,则应告知其不采取CPR的决定及原因,作为有关患者护理情况讨论的一部分

当需要第二位医生的意见,只要可能的话这项原则应当被重视

是 ↓

患者是否失去决策能力?或者患者事先决定拒绝CPR?或患者具有健康与福利事务的LPA?

是 → 当患者事先决定拒绝CPR并且满足该决定的适用和有效范围,则应当尊重该决定如果患者任命了律师或代理,则应当征求他们的意见

患者接受CPR的潜在的负担和风险是否比可能的收益大?

是 → 当CPR成功的概率很低和(或)对其负担是否超过收益存疑,则让患者本人(或无决策能力患者的家属)参与做决定是至关重要的

否 ↓

除非患者有足够的决策能力且表示不想接受CPR,否则都应当对患者进行CPR

请注意:关于CPR的决策是复杂且敏感的,应当由医护团队中有经验的成员进行,并且认真做好记录。当存在不确定性时,应当主动寻求帮助

图 7-2 不采取心肺复苏术(1)

(经东英格兰 DNACPR 指导委员会许可复制[8])

16 岁以上的成年人：

当发生心跳呼吸骤停时不采取心肺复苏术（CPR）。将提供其他所有可行的治疗与护理方案

DANCPR 指令日期：_____/_____/_____

姓名：_____

地址：_____

出生日期：_____/_____/_____ NHS 号码：_____

DNACPR 决定的原因（勾选至少一个选项框并给出相关信息）

□ CPR 很有可能失败（如医学上无效），因为：_____

_____

□成功的 CPR 可能会导致患者的生命长度与质量不是最佳的状况，因为：_____

□患者不想接受复苏术，证据是：_____

_____

决策讨论记录（勾选至少一个选项框并给出相关信息）

是否与患者 / 全权代理律师 [福利事务] 讨论？　　　　　　□是 □否

如果"是"记录讨论内容，如果"否"阐述未讨论的原因：_____

_____

是否与亲属 / 护理人 / 其他人讨论？　　　　　　　　　　□是 □否

如果"是"记录参与讨论人员的姓名、与患者的关系与讨论内容，如果"否"阐述未讨论的原因：_____

是否与医护团队成员讨论？　　　　　　　　　　　　　　□是 □否

如果"是"，记录参与讨论人员的姓名、身份与讨论内容；如果"否"，阐述未讨论的原因：_____

医护专业人士完成 DNACPR 指令

姓名：_____

签名：_____

职位：_____

日期：_____/_____/_____ 时间：_____

负责审核与许可的上级临床医生

姓名：_____

签名：_____

职位：_____

日期：_____/_____/_____ 时间：_____

DNACRR 决定是否不确定？　　　　　　　　　　　　　　□是 □否

如果"否"，注明再评估的时间_____/_____/_____

图 7-2　不采取心肺复苏术（2）

尽管可能有一些患者愿意被告知，但大多数患者会觉得对临床不施行什么操作的讨论会给自己带来负担或者没有或少有价值。不应因为传达信息的过程给医护团队带来困难和不适就不告知患者这些消息。如果患者不想了解或讨论 DNACPR 决定，则应当与患者亲近的人达成共识。任何与患者、患者亲属就是否采用 CPR 的讨论和决定都应在患者病历或 ACP 中记录 [6]。

对于患者、患者亲属及医护团队成员需要明确的是：DNACPR 决定只适用于 CPR。它并不意味着其他治疗会被停止或不给予。只要临床上可行且具有决策能力的患者本人许可，或对于失去决策能力的患者来说利大于弊，会给予其他的治疗与护理措施 [6]。

安乐死

安乐死（词源来自希腊语"好死"）是一种主动且有意地终结生命的行为。在英国，安乐死仍然是不合法的。

定义

安乐死可以有多种定义方式 [9]：

● 意愿安乐死是指死者自愿提出死亡

● 无意愿安乐死是指死者没有提出请求也没有同意这种做法

● 不自愿安乐死是指死者表示不愿接受安乐死

● 协助自杀：指的是一个人向他人提供信息、指导和

方法来结束自己的性命，并期望他人照办

- 医生协助自杀：指的是医生协助他人结束生命
- 主动安乐死：通过诸如注射处死等方法来有意造成死亡
- 被动安乐死：通过不提供必须的和常规的（经常性与习惯性）护理、食物和水来造成死亡

医生协助自杀

在英国，协助或教唆自杀仍然是违法行为，并有可能会判处 14 年监禁。有关支持与反对协助自杀、医生协助自杀的争论与有关安乐死的争论十分类似。协助自杀与安乐死的区别在于实施者自身能够控制整个过程，而不是交给医生或者其他辅助人员[5]。

安乐死并不包括以下几种情况：

- 不进行那些无法让患者受益的治疗方案
- 撤除那些被证实是无效的、负担过重的或患者不想接受的治疗
- 在不得已的时候，给患者提供可能会危及生命的高剂量镇痛药

在判断上述第三点问题时，人们通常使用"双重效应"原则（表 7-4）[10]，但仍存争议，认为我们对于自身行为的所有预期后果负有责任，并且上述行为的初衷是不相干的。

表 7-4　双重效应主义的要点

双重效应主义的要点	
好结果的获得应当与坏结果相独立	不想得到的结果不应成为实现期望结果的方法，例如，药物缓解患者病痛的唯一方式即杀死患者
行为应当与造成的后果成比例	不应当给予患者超过控制症状所需要的、足以致死的药物剂量
行为应当适当	治疗方案应当与当前症状相适宜
患者必须处在即将死亡的状态	当患者很有可能恢复时，不应当给予他们可能造成伤害的药物剂量

（资料源于 BBC[10]）

面对患者提出安乐死的需求常常是临床医生困扰的来源之一。这种需求很可能是患者对于疾病或是躯体上、心理上、社会上和灵性上的痛苦及令人绝望的病情条件所产生的恐惧或态度的一种反映。因此，每一个安乐死请求都应当开诚布公地讨论。而为了达到这个目的，以下这些问题应当得到讨论[11]：

●在安乐死请求背后的动机基础是什么？是真的想要主动地结束生命，还是只是在他/她最后的日子里寻求照护指引？

●患者对于其做出的决定是否有足够的信息（如诊断或预后）作为基础？

●当患者做出决定的时候，心智是否健全？

●患者是否与其他人讨论过安乐死的请求？

●患者是否是自愿提出请求的？是否确信没有强迫或压力？

有关安乐死合法性的讨论大多是基于健全个体是否

有权选择死亡方式的讨论，以及关于那些医学不能控制的晚期症状的讨论[7]。晚期患者的生活质量可能受到生理状况的拖累，如尿便失禁、恶心、呕吐、呼吸不畅、瘫痪、吞咽困难等。而导致患者考虑安乐死的心理因素包括沮丧、担心失去控制与尊严、感到压力或是不愿意依赖他人。

尽管自杀或去往国外接受协助自杀并不违法，但为他人自杀提供帮助确实属于犯罪行为。因此，医生需要意识到上述行为可能牵连的法律问题，或是其他可能会被当作鼓励或帮助自杀的行为。至今还没有报道有医生或其他陪同人员因为帮助患者前往国外结束生命而被起诉。尽管如此，一些人仍然觉得应当有更加详细的法律予以指导[7]。

有关立法的争论经常聚焦在实际操作的层面上。如果安乐死成为一种选择，它可能对所有患有严重疾病的患者造成压力，即使他们本身不愿意采用此方式，也不得不去考虑这个选项。医务人员在向晚期疾病的患者解释治疗选择时也不得不包括"协助自杀"这一选项。患者如果担心自己会成为负担，或者担心长时间处于疾病晚期可能会造成经济上的牵连，则很可能会错误地认为有义务选择安乐死[7]。安乐死的合法化会在老弱病残人士中造成恐慌。这包括了以下要点：

- 自愿安乐死将会导致非自愿安乐死
- 安乐死将有被滥用的可能
- 安乐死将可能深刻地影响医患关系
- 没有安乐死也能解决患者的痛苦

随着晚期疾病患者照护水平的发展，对于患者及其照顾者的支持也在不断进步，使得这些患者不再遭受不可控制的躯体病痛或不适。缓和医疗的专业知识（尤其是针对非肿瘤性疾病）的不断发展是十分必要的，而这一专业知识已经遍布于整个英国公共卫生服务系统内。

心智健全法案

2005 年覆盖英格兰和威尔士地区的心智健全法案，为缺乏决策能力的人员及那些想为未来失去决策能力提前做准备的人士提供法律框架。法案规定了在怎样的场合下，通过谁来按照怎样的方式做决定。

法案的目的在于帮助和支持缺乏决策能力的人，并且打击那些参与照顾的人员对于被照顾对象的过度约束和干涉。"缺乏决策能力"指的是需要做出决定或行为的时候，缺乏足够的能力做出特定的决定或行为。

每一个成年人在他（她）有足够决策能力时，都有自己做出决定的权利。亲属看护人、医护或社会看护人员应当认定患者具有足够的决策能力，除非有明确的事实否认这一点。人们应当寻求自主决策的支持。在认定一个个体缺乏做出特定决策的能力之前，应当采取一切措施来帮助他们达成自主决策。

人们有权做出在他人看来不明智的决策。这样的人员不能被自动地打上"缺乏决策能力"的标签。任何为缺乏决策能力的人员做出的决策或行为都应当是为了他们的利益着想，并且只要允许，应当最低程度地限制他们的基本人身权利和自由。

心智健全法案（表 7-5）对于缓和医疗与临终关怀具

有很大的影响。一些要点如下：

- 新的法定测试与检查
　— 能力评估
　— 利益最大化
- 强调人文关怀重要性
- 就亲属的最大利益向最近血亲咨询的责任
- 当评估利益最大化时，必须考虑个人的意愿和优先级，这意味着 ACP 不可以忽略
- 针对实现做出拒绝治疗决策提供了新的框架
- 新的由全权律师或法庭任命代理做出代理决策过程
- 一些情况下的新的辩护——独立心智能力辩护
　— 专业护理人士必须遵守的职业守则
　— 新的保护法庭和公共监护人办公室
　— 两种新的犯罪行为：故意玩忽职守、虐待

更多的细节见 www.legislation.gov.uk/ukpga/2005。

表 7-5　心智健全法案使用的一些情况案例

心智健全法案使用的一些情况案例
● 痴呆患者
● 认知功能受损患者
● 学习障碍患者
● 严重精神失常患者
● 虚弱的老年人
● 精神错乱或混乱患者
● 认知能力或意识处于波动状态的患者
● 正在接受可能导致持续性、间接性或波动性认知障碍治疗的患者
● 即将死亡的患者和永久性失去心智能力的患者
● 无意识的患者

预先决策

《心智健全法案2005》于2007年4月起生效，它为预先决策提供了法律基础。预先决策（又称做生前预嘱）用于在失去决策能力时拒绝全部或部分医学治疗。预先决策不能应用于要求采取治疗。一个有效的预先决策与一个具有决策能力的患者做出拒绝治疗的决策具有同等的效力，即依法不得采取治疗方案，否则医生将会面临民事或刑事指控。

预先决策不得应用于：

- 要求结束生命
- 强迫医生做出不符合其专业判断的行为
- 指定其他人以本人的名义做出有关治疗的决策

有效的预先决策

预先决策有效的条件为：

- 由超过18岁具有决策能力的人员制订
- 指明拒绝的治疗种类（可以用通俗的表达方式给出）
- 指明这些拒绝决定使用的场合
- 不得在他人的干涉和影响下制订
- 制订后未被口头或书面修改

拒绝延长生命的治疗

针对拒绝延长生命的治疗提出的预先决策必须是：

- 书面的（可以由家庭成员代写，由医生记录在病案

记录中，或者是电子版）

- 签字并有人作证（可以由本人指派他人代签，证人需要证明的是签名而不是事先决策的内容）
- 需要包括如下的声明："即使生命垂危"，本决策依然有效

可以不遵循预先决策的场合

出于以下的原因，医生可能不会按照预先决策执行：

- 患者做出了明显与预先决策不相符的行为，影响了其有效性（如宗教信仰的改变）
- 当前情况可能超过患者本人的预期而影响其决策（如近期医学治疗领域的发展从根本上改变了特定疾病的未来康复情况）
- 可能发生的情况尚不明确
- 患者已经在心智健康法案下接受治疗

当预先决策的有效性存在怀疑和争论并且已经送交法院审理时，医生也可以继续进行对患者的治疗。

预先决策是患者愿望和观点的基本陈述。它允许患者在不能决定或沟通他们的愿望时，能够表达与指出他们希望接受的治疗。它也可以包括一些非医学的照护内容，诸如饮食喜好和是否想要沐浴和淋浴。它也可以反映患者所重视的宗教信仰或者生活其他方面的内容。

法律上一个患者只能承认一条预先决策，但当决定患者利益最大化时，所有事先的陈述都应当考虑在内。

参考文献

[1] Doyle D, Woodruff R. The IAHPC manual of palliative care. 2nd ed. Houston: IAHPC Press; 2008. Available at: www.hospicecare. com/manual/IAHPCmanual.htm. Last accessed 27 Nov 2011.

[2] General Medical Council. Guidance for doctors: confidentiality. 2009. Available at: www.gmc-uk.org/Confidentiality_core_2009. pdf-27494212.pdf. Last accessed 27 Nov 2011.

[3] General Medical Council. Guidance for doctors: consent; patients and doctors making decisions together. 2008. Available at: www. gmc-uk.org/static/documents/content/Consent_0510.pdf. Last accessed 27 Nov 2011.

[4] Latimer EJ. Ethical decision-making in the care of the dying and its applications to clinical practice. J Pain Symptom Manage. 1991; 6:329-36.

[5] BMA Ethics. End-of-life decisions. Views of the BMA. 2009. Available at: www.bma.org.uk/images/endlifedecisionsaug2009_tcm41-190116.pdf. Last accessed 27 Nov 2011.

[6] General Medical Council. Guidance for doctors: treatment and care towards the end of life: good practice in decision making end of life. Available at: www.gmc-uk.org/static/documents/content/End_of_life.pdf. Last accessed 27 Nov 2011.

[7] British Medical Association. Decisions relating to cardio-pulmonary resuscitation. A joint statement from the British Medical Association, the Resuscitation Council (UK) and the Royal College of Nursing. 2007. Available at: www.bma.org.uk/images/DecisionsRelatin-

gResusReport_tcm41-147300.pdf. Last accessed 27 Nov 2011.

[8] East of England DNACPR Steering Group. DNACPR form. Available at: www.eoe.nhs.uk/page.php?page_id=2168. Last accessed 27 Nov 2011.

[9] National Right to Life. Definitions. 2011. Available at. www.nrlc.org/euthanasia/index.html.Last accessed 27 Nov 2011.

[10] BBC. The doctrine of double effect. Available at: www.bbc.co.uk/ethics/euthanasia/overview/doubleeffect.shtml. Last accessed 27 Nov 2011.

[11] Gastmans C, Van Neste F, Schotsmans P. Facing requests for euthanasia: a clinical practice guideline. J Med Ethics. 2004; 30:212-7.

第八章 缓和医疗中的处方

药物治疗的目的在于控制症状以提高生活质量。药物不应该成为患者及照护者不可承受的负担或带来无法接受的不良反应（表8-1）。患者通常会有多个系统的症状，需要多种药物来控制，如何平衡药物带来的益处及副作用是个难题，因为多种药同时的使用会增加不良反应、药物相互作用及依从性差的风险。

表8-1 药物治疗：需要注意的几点

药物治疗：需要注意的几点
●诊断，包括疾病的发展
●症状的表现、频度和程度，对正常活动及睡眠的影响
●所有处方药及非处方药物的使用史
●药物选择与当前的指南或规定不符
●预测到可能会发生不良反应应当预防性药物治疗
●患者按处方服药的能力
●可以及时得到发放药品所需的器具，给予专业护理人员、患者及照护者适当的培训
●患者及照护者理解治疗目标及可能发生的不良反应

缓和医疗处方的一般原则

缓和医疗处方的一般原则包括：

● 评估：造成症状的原因（疾病进展、处理不良反应、虚弱、并发疾病）

● 解释：针对症状的发病机制、治疗选择向患者及照护者清晰详细地解释

● 个体化治疗：由患者决定需要治疗的症状的优先顺序。共同为治疗设定一个可行的目标

● 监管：定期对疾病进行评估，以保证剂量合适，避免不必要的不良反应

药物审核

需要有经常性的药物审核，以使治疗效果最大化，使发生危害的可能最小化（表 8-2）[1]。药物审核让患者有机会讨论他们的药物及他们可能有的任何疑问，尤其在当他们努力适应这个变化过程的时候。

表 8-2　药物审核的好处

药物审核的好处
● 发现、管理及预防不良反应
● 保证患者能从他们使用的药物中最大限度地获益
● 减少由药物导致问题的风险
● 促进药物的正确使用

药物审核的好处
●改善临床疗效
●成本效益
●提高生活质量
●优化治疗
●减少药物浪费
●使患者能够维持他们的独立性
●降低住院率
●减少由药物带来的死亡

（资料源于 Wiffen 等[1]）

缓和医疗处方注意事项

重要的缓和医疗处方注意事项如下：

●预防性药物包括对持续性症状的规律用药；辅助使用镇吐药、止泻药及阿片类药物以使症状得以全面缓解

●采用简单的可接受的治疗，尽可能开最少的药物，药物的形状、大小、口感都需要与药物的不良反应一样考虑进去

●书面化的建议可有效帮助患者及其亲属正确用药，写清楚药物名称、用药时间、用药剂量及目的

●处方医生、护理团队和药剂师需要持续的交流，当用药发生改变的时候他们都需要知道，这样患者和家属才不会对用药的改变产生困惑。需要保证随时可以拿到医疗仪器（如输液泵）及药物，尤其在非正常工作时间段，若

改变用药，需提前提出，以确保及时拿到重要的药物

● 需经常回顾给药方式。严重的恶心或呕吐、吞咽困难、肠梗阻、虚弱或昏迷会限制口服药物使用。其他药物使用途径包括通过直肠用药（如吗啡、羟考酮等）、经皮给药（如芬太尼、丁丙诺啡等）以缓解背景疼痛，经黏膜给予芬太尼以处理暴发痛

● 超说明书使用药物在缓和医疗中是很常见的，包括超适应证使用及超说明书途径使用

● 进展性疾病会影响药物的使用，尤其是合并肾衰竭和肝衰竭时

● 患者存在个体差异，这体现在年龄、辅助用药、非药物治疗方法、药代动力学、痛阈、强阿片类药物的使用、治疗持续时间、对其他症状控制的充分性。

药物依从性

定义

● 顺从性是指患者是否按照指示服用药物，它也代表了医护人员和患者之间的沟通情况

● 一致性是指医护人员和患者之间的双向交流。患者既参与协商过程，也参与决定过程，患者的偏好和信仰也被纳入考虑范畴

● 依从性介于顺从性和一致性之间，医护人员会综合考虑患者的偏好和信仰及先前的药物使用情况

发生率

研究表明，平均50%长期接受治疗的患者会不按照

指示服药。在接受缓和医疗照护的人群中，这一比例可高达 70%[2]。依从性差可表现为以下几种形式：

- 不取药
- 不吃药
- 改变药物剂量、用药时间、药物使用次序
- 吃其他处方上未开具的药物

评估

若干因素都可影响药物依从性（表 8-3 和图 8-1）[3]。多数案例中不依从的原因都是非自愿的（如忘记服药），或害怕药物不良反应而不按医嘱服药。

有很多方法可以评估依从性，但至今仍没有一个完美的方法。

表 8-3 有报道的可影响依从性的因素

有报道的可影响依从性的因素	
合作的能力	性别
年龄	对健康的信念及态度
对药物的信任程度	对日常生活的影响
混乱的生活方式	语言
处方的复杂程度	读写能力
出于保密考虑	手部灵活性
花费	曾经或此次出现不良反应
文化影响或信仰影响	对健康照护的满意程度
抑郁	自尊心

续表

有报道的可影响依从性的因素	
受教育程度	不良反应
服药频率	社会经济水平

（资料源于 WHO[3]）

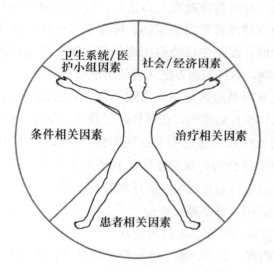

图 8-1　依从性的五个维度
（从 WHO 复制[3]）

提高依从性的一般方法
提高依从性的几个策略：

● 剂量监测系统

● 警告

● 补充药物 / 随访提示

● 简化用药

- 给予患者书面提醒和口头提醒
- 患者教育

超说明书药物使用

当一种新药被批准上市之后，医疗机构可能会发现此药物有超越其适用范围的、可用于其他症状或状况的使用价值。而医生可能会因这些超说明书的用法而开具此种药物。这样的药方被认为是超说明书用药。

超说明书用药是临床实践中合理其实的一面，它是很常见且很有必要的。在缓和医疗领域，超过 1/4 的用药均为超适应证或超说明书途径用药[4]。来自医学机构如英国医学总会的建议赋予医生超说明书用药、告知患者相关信息及协助处理相关医疗风险的权利。

在英国，医生被允许：

- 开具超说明书用药的处方
- 购置、准备、给予特定患者超说明书使用的药物
- 使用或建议患者使用超适应证、超剂量或超说明书使用方式的药物
- 向其他医生提供超说明书使用的药物
- 推翻说明书上的禁忌证
- 在临床研究中使用超说明书使用的药物

开具、配给及使用超说明书用药的医务人员，要注意平衡药物的作用和不良反应，以使患者最大化地获益[5]。当开具超说明书使用的药物或超适应证使用的范围未能有有力证据支持时需要告知患者。详细记录下每个处方

及使用原因。

开具任何处方（无论是说明书内使用还是超说明书使用），处方者都需有证据支持，需要平衡药物的潜在益处及潜在危险性。处方者有义务与其相同环境下的同事在实践行为上保持一致性。所以，当开具超说明书用药的时候，处方者必须对药物的作用及用法非常了解，并保证相关产品的质量。

缓和医疗协会和英国疼痛学会提出的建议

缓和医疗协会和英国疼痛学会提出如下建议[5]：

● 此项声明可以代表缓和医学和疼痛控制的专业意见

● 超说明书用药在临床实践中是合法的

● 在缓和医疗及疼痛控制中的超说明书用药是必要且常见的

● 治疗的选择需要医务工作者和患者的合作，在开具任何药方之前均需遵循知情同意原则。需要将任何明确的危险性告知患者，任何告知患者的信息均需记录在案。当建议使用超说明书使用的药物的时候需要做得更多

● 患者、照护者和医疗工作者均需要满足他们各自需求的准确、清晰、详细信息。缓和医疗协会和英国学会需要与医药公司一起努力，针对超说明书用药为患者及照护者提供准确的信息

● 处方、配给和使用药物中所涉及的医务工作者要在药物的利弊平衡中做出最优选择

● 医务工作者需根据发表且经审查的文章所提供的证据监督修正自己的医疗行为

● 英国卫生部需与医务工作者和制药厂一起努力，在明确证据证明药物可用于超说明书的适应证时扩大药品适应证

● 提供缓和医疗照护和疼痛控制的机构需支持那些有充分证据并被专业机构推荐的临床实践

● 卫生部协助医务工作者为超说明书用药建立起全国性的医疗框架、指南和行业标准是当下的紧急需求。英国疼痛协会和缓和医疗协会需与卫生部、英国国家医疗总局、志愿组织及制药厂一起为其职员、患者和照护者针对超说明书用药提供准确的信息。为了达到这个目的，对监管和审查的实际支持是非常重要的

携带限制性药物出境

从 2008 年 1 月起，英国居民出境（或外国游客至英国旅游）不超过 3 个月或旅行者携带不超过 3 个月用量的药物的，均需持有个人出境或入境证明以证明其合理性。之前对药品的规定是"携带不超过限制量的阿片类药物需持有证明"，新规定对此做出了修改。个人证明在英国之外不具有法律效力，仅用于协助其携带有限制性药物的旅客通过海关检查。

建议旅行者与旅行目的地国家（或任何旅行需要经过的国家）的大使馆、领事馆、高级专员联系，以了解当地关于携带限制性药物的政策规定。

限制性药物需要：

- 装在其原始包装内
- 装于手提行李中（英国机场管理局/机场管理部规定）
- 同时携带一份有效的个人出境/入境证明（如果需要的话）
- 除非有个人证明，否则需同时携带处方医生出具的证明，需注明携带者姓名、目的地、药品情况/数量

更多细节请咨询相关国家部门。

特殊情况下的药物使用

肝损伤情况下的药物使用

肝病会在很多方面导致药物作用发生变化，在患有严重肝病的患者中，用药量需最小化。患者表现可包括黄疸、腹水、肝性脑病等[6]。

许多药物均需通过肝代谢，但肝储备是很大的，肝在发生严重的损害时才能导致明显的药物代谢改变。肝功能检查是测试肝对药物代谢能力很弱的指标，没有办法检测到某个患者的肝脏对某种特定药物的代谢能力[6]。

某些药物，如利福平和夫西地酸会以原形从胆汁中排除，若患者患有肝内或肝外梗阻性黄疸则会发生药物积聚。严重的肝病导致的高胆红素血症会降低药物与蛋白的结合率，从而导致某些蛋白结合率高的药物如苯妥英、泼尼松龙的毒性增强。肝凝血因子合成功能下降会导致凝血酶原时间延长，增加对口服抗血小板药物如华法林和苯茚酮的敏感性[6]。

肝性脑病

在患有严重肝病的患者中，很多对中枢神经系统发生作用的药物可能会促进肝性脑病的发生，这包括所有的镇静剂、阿片类镇痛剂、可导致低钾的利尿剂及可能导致便秘的药物。在慢性肝病患者体内，可以引起液体潴留的药物（如 NSAIDs 及类固醇）可能会加重水肿和腹水的情况。肝毒性可能是剂量相关的，亦可是无法预料的（特质性）。对于肝功能不全的患者，在使用其毒性具有剂量相关性的药物时，可使用比肝功能正常患者所需剂量低的量。但在患有肝病的患者中，药物毒性更多地表现为特质性而非剂量相关性。所以当患者患有肝病时，需尽可能避免使用或者小心使用此类药物[6]。

肾功能不全时的药物使用

肾功能不全的患者用药时会有以下几个问题[6]：

- 肾代谢或排泌药物功能减退导致毒性增加
- 虽然排泌功能没有影响，但对某些药物的敏感性增加
- 对许多药物不良反应的耐受阈值下降
- 当肾功能下降时，某些药物会无效

以上问题多数可以通过降低药物剂量或换用另外一种药物来解决。据估计，约有 1/3 肾功能不全的患者同时接受阿片类药物的治疗。多数阿片类药物通过肝代谢，通过肾排出。在肾功能不全的患者中，原始化合物及其代谢产物会在体内聚集。吗啡、二氢吗啡酮、羟考酮在肾功能不全的患者均可能引发问题，故需密切监测。

芬太尼、阿芬太尼、美沙酮对于肾衰竭的患者而言

均被认为是相对安全的，因为它们均无活性代谢产物。丁丙诺啡也是相对安全的，由于其代谢产物在肾衰竭患者体内仍会聚集，故需要降低使用剂量。

药物剂量需降低多少才能与肾功能水平相匹配，这需要综合考虑药物通过肾排泄的比例及其毒性程度。对于那些副作用很小或副作用与剂量无关的药物，对剂量做严格精确的要求是没有意义的，只需在整体计划上适当降低药物剂量即可。对那些毒性大、安全阈值更低的药物、患者极瘦或极胖时，需要根据肌酐清除率来决定用药剂量。当药物有效性和毒性都与血药浓度密切相关时，推荐剂量仅可作为起始剂量的参考，此后的用药剂量必须根据临床反应和血药浓度进行调整。

肾功能会随着年龄的增长而下降。许多老年人均有肾功能不全，但由于肌容积的下降，也许不会表现出明显的肌酐上升。当对老年人给药时，一般均常规认为患者至少有轻度肾功能不全。

可通过减少患者单次服药剂量或增长服药间隔的方法减低药物的每日维持剂量。对某些药物而言，虽然需要降低维持剂量，但仍然需要达到相应的负荷量以获得短期作用，因为药物需要经过5个半衰期才能达到稳定的血清浓度水平。肾功能下降导致药物半衰期延长，当单次剂量降低时，需要服用更多次药物以后才能达到治疗需要的血清浓度。此负荷剂量通常与服用正常药物剂量的无肾功能损伤的患者的负荷剂量相当[6]。

老年患者

老年患者通常合并多种疾病，且同时服用多种药物。

这大大增加了药物间相互作用及不良反应的风险，并影响患者依从性。用药的利弊权衡在老年人中也会不一样。他们会对某些常用药物如阿片类镇痛剂、苯二氮䓬类药物、抗精神病药物及抗帕金森等药物更敏感，所以在使用这些药物时必须非常小心。

老年患者的用药需经常评估，若某种药物不能为其带来获益则应停止使用。对于某些患者，尤其是预后不佳或健康状况不佳的老年患者，预防性用药是不合适的，它可使当前的治疗复杂化或导致不必要的副作用（表 8-4）[6]。

表 8-4　老年患者的药物使用指导

老年患者的药物使用指导	
限制范围	从限制范围内选择给予老年患者药物是明智的选择，因为这些药物对老年人的作用已经非常清楚
减低剂量	总体而言，药物剂量需要比给年轻患者的剂量低，通常从正常成年人剂量的 50% 起给药。应避免使用某些药物（如长效抗糖尿病药物格列美脲）
经常回顾	经常性回顾处方。随着临床观察，很多患者都可以停止服用某些药物。随着患者肾功能下降，降低某些药物剂量也是必要的
简化用药	老年患者会从简化用药中获益。只有当药物有明确指征时才使用，并每日服用一次到两次。服用次序或服用时间可能会引起混淆的药物需避免使用
解释清楚	对任何处方（包括以前也用过的处方）给予书面化清晰的用药指导，盛装药物的容器必须清晰地标注好。避免使用不明确的话语如"根据医生指导使用"。不要使用带儿童锁的药物容器
续药及处理多余药物	告知患者当药物用完的时候该怎么办，如何处理那些不再需要使用的药物。尽量开具数量合适的药物

（资料来源于英国疼痛学会 [6]）

有药物滥用史的患者

我们并不确切在受癌性疼痛折磨的人群中有多大比例的患者有药物滥用史，但估计与整体人群药物滥用比例是相近的。过去或现在有药物滥用的患者治疗起来十分棘手，在阿片类药物的使用方面，他们与其他有癌性疼痛的患者并无本质上的区别，需遵循最佳疼痛控制原则，但需考虑这群患者特殊的药理学需求。

询问出彻底详细的药物滥用史并分辨出谁是当前正在药物滥用的患者、谁属于药物滥用的高危人群是非常重要的。医生需要与患者详细解释为什么这个信息非常重要，并用同理的、非判断性的语气询问。治疗计划需与其他相关医务工作者沟通并协商执行（表8-5）[7]。如果允许的话，鼓励患者参与进来，对经过仔细挑选的特别的患者要考虑签署书面阿片使用同意书并保留处方者的意见。需对患者进行密切监视与观察，限制每次开具阿片类药物的剂量，并需识别病情恶化是药物滥用造成的还是疾病进展造成的。需要意识到药物滥用通常是一个慢性复发性的问题。

表8-5 给药物滥用者开具阿片类药物

给药物滥用者开具阿片类药物
● 在有需要的时候开具缓释阿片类药物
● 减少非缓释阿片类药物的使用
● 尽量增加其他镇痛药的使用
● 尽量增加非药物疗法
● 考虑一次开具的药物量
● 在需要的时候清点药物并进行尿检
● 与当地药物滥用机构保持联络

（资料来源于英国疼痛学会[7]）

阿片类药物与驾驶

当治疗可能会影响到患者驾驶能力的时候，开药者及其他医务工作者需要向患者说明情况。尤其是当药物具有镇静作用时，需警告患者该作用会被酒精所增强。

癌症患者若服用合适且稳定剂量的特定阿片类药物，仅会对他们的驾驶能力产生很小的影响。虽然阿片类药物开始服用或增加剂量对驾驶能力的影响尚不明确，也与剂型及个体相关，在开始规律服用阿片类药物或增加剂量起的一周内，仍建议患者避免驾驶。同样需建议患者在服用追加量的阿片类药物之后不要驾驶（表 8-6）。

医学总会指南指出，在开具可能会影响驾驶能力的药物时，医生有义务告知患者这一点，而患者在出现任何可能影响到他们驾驶能力的情况发生时，也有法律义务告知英国交通管理局。虽然没有法律强制要求其这么做，仍需提醒患者，汽车保险公司要求当投保人在改变用药方案时需告知他们，以保证保单的有效性。

更多关于患者驾驶能力的信息请访问英国交通管理局 www.dvla.gov.uk。

表 8-6　阿片类药物和驾驶：什么时候不该驾驶

阿片类药物和驾驶：什么时候不该驾驶
●除非患者 100% 确定这样做是安全的
●当患者觉得疲劳或困倦时
●在服用任何其他镇静药后
●饮酒后
●在服用了超剂量的阿片类药物后（如在服用了额外剂量的吗啡后，至少 3 小时内）
●在开始使用阿片类药物或增加剂量后

输液泵

成功的药物治疗需要正确的给药途径。虽然口服用药因最简便且通常花费最少而提倡使用，但总有一些情况下口服药物并不合适或不能达到令人满意的效果。一种替代的方法是通过输液泵 CSCI。

在缓和医疗领域中，有几个用 CSCI 的指征（表8-7），其中输液泵被允许用于以下几种情况：

- 由于不必重复注射，可增加患者的舒适度
- 通过药物组合来控制多种症状
- 因为血清浓度不会有波动，一直维持于治疗水平，达到持续性舒适的目的
- 给予患者自立性和活动能力，输液泵很轻，可以绑在衣服下的皮套内
- 每日都需要持续给予的药物

两种最常用的输液泵是 Graseby™ MS16（图 8-2b），通过设定每小时多少毫米来控制输液速度（如 48-mm 输注设定为 2mm/h）。另一种是 Graseby™ MS26（图 8-2a），通过设定每天多少毫米来控制输液速度（如 48-mm 输注设定为 48mm/d）（图 8-2）[8]。尽可能使用本地流程来设置输液器（表 8-8）。

表 8-7 使用输液泵的指征

使用输液泵的指征
● 吞咽困难
● 口腔或食道损伤
● 持续恶心或呕吐
● 消化吸收功能差
● 肠梗阻
● 极度虚弱或恶病质
● 昏迷或垂死的患者

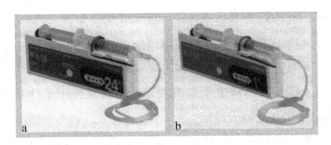

图 8-2 最常使用的输液泵

（经 medinor 允许复制[8]）

表 8-8 设置输液泵

设置输液泵
● 计算 24 小时的给药剂量
● 在注射器中配置好需要的药物及稀释液
● 通过固定架旁的刻度来测量针管容积
● 多数药物均使用生理盐水稀释，需要特别注意的例外为赛克力嗪（苯甲嗪）和高浓度的二乙酰吗啡，这两种药最好用注射用水来稀释
● 将注射器与固定架连接固定
● 准备好管路（这意味着第一次输液持续不超过 24 小时）
● 标记上日期、患者姓名、内容物和签名

续表

设置输液泵

- 束紧黑色束带，保证注射器和输液泵已连接好
- 置入皮下输液针头（常选择上胸部或上臂）
- 按下"开始"按钮，确保听到"滴"一声，指示灯开始闪烁

在英国，二乙酰吗啡是最常用的非胃肠道使用的阿片类药物，但也有其他的阿片类药物可供选择：

- 二乙酰吗啡与吗啡很像，但脂溶性和溶解度都更高，可使其更容易通过血脑屏障。临床上，二乙酰吗啡优于吗啡最显著的一点在于其更高的水溶性，这使其在皮下给药时有更大的优势。所以，虽然也可以通过口服给药，但更推荐其通过注射给药。对于没有用过阿片类药物的患者，其起始剂量为每 24 小时 5～10 mg 皮下给药。滴定期间的补充剂量为需要时每 4 小时给药一次，一次给药约为全日剂量的 1/6。

- 吗啡也可作为起始药物使用。通过口服给药和通过静脉给药的吗啡剂量比为 1:2～1:3。对于没有使用过阿片类药物的患者，通常的起始剂量是 24 小时 10～20mg 皮下给药。滴定期间的补充剂量为需要时每 4 小时给药一次，一次给药约为全日剂量的 1/6。

- 阿芬太尼是常用于术中镇痛的阿片类镇痛药，可用于肾衰竭患者的镇痛。它通过肝代谢成无活性产物，半衰期和有效时间都很短。对于没有使用过阿片类药物的患者，通常的起始剂量是 24 小时 0.5～1.0 mg 皮下给药。滴定期间的补充剂量为需要时每 2 小时给药一次（其有

效持续时间较短），一次给药约为全日剂量的 1/6。

●羟考酮可通过皮下给药、静脉输注或滴注。对于没有使用过阿片类药物的患者，通常的起始剂量是 24 小时 5 ～ 10 mg 皮下给药。滴定期间的补充剂量约为需要时每 4 小时给药一次，一次给药约为全日剂量的 1/6。

缓和医疗机构可参看当地的指南，尤其是在配置输液泵药物的时候。以下药物相互兼容性均可，可两种或三种药物混合使用：

●二乙酰吗啡
●羟考酮
●阿芬太尼
●吗啡
●氟哌啶醇
●甲氧氯普胺
●左美丙嗪
●氢溴酸东莨菪碱
●咪达唑仑

但以下这些药物不能混用：

●赛克力嗪
●丁溴东莨菪碱（解痉灵）
●酮咯酸
●地塞米松

输液泵需要几个小时才能在血清中达到稳定的药物水平，故可以考虑在设置输液泵的时候给予合适的药物皮下注射以快速起效。

对输液泵要经常检查，这种检查应该成为每日的常规工作。需要注意针管中有无沉淀、输液泵速度是否合适、剩余药物是否足够。输液泵、套管及连接管路的完整性均需检查（表8-9）。

表8-9 输液泵检修

输液泵检修	
遇到的问题	可能的原因
输液泵不工作	电池没电 电池安装错误 管路堵塞 没有按下"开始"键
输液泵工作，但指示灯没亮且有报警音	电池电量低 针筒中药物已输完 管路打折/管路堵塞 输液泵故障
输液速度过慢	检查输液点有无红肿，管路有无打折或堵塞 针筒与管路是否连接良好 针筒活塞是否在正确的位置上
输液速度过快	检查速度设定和计算方式
输液点周期性红肿	检查药物 降低刺激性药物的药物浓度 换另一种药物 换成塑料插管 泵入药物中加入地塞米松

生命末期照护

图8-3～图8-7提供了几个LCP中对生命末期常见

症状控制中症状评估的例子[11]。亦可参考当地指南。如果仍存在问题，不要再参考评估标准或指南，联系缓和医疗专科人员以请求帮助。

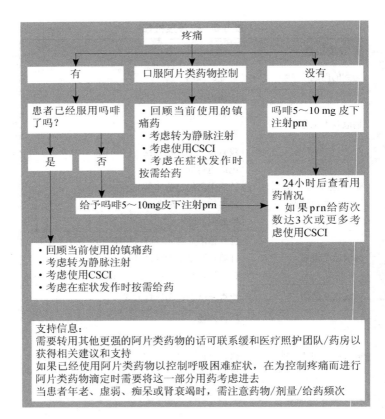

图 8-3 生命末期疼痛控制
（经玛丽居里缓和医疗利物浦研究所 LCP 核心团队同意复制[10]）

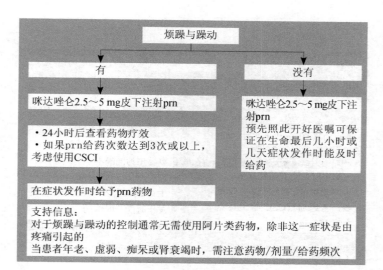

图 8-4 对终末期躁动和烦躁的控制

（经玛丽居里缓和医疗利物浦研究所LCP核心团队同意复制[10]）

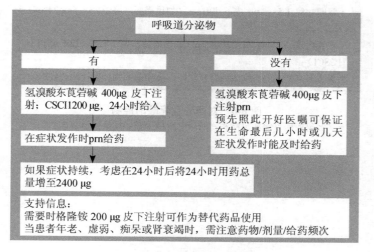

图 8-5 对呼吸道分泌物的控制

（经玛丽居里缓和医疗利物浦研究所LCP核心团队同意复制[10]）

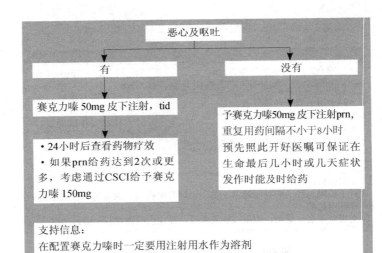

图 8-6 对恶心及呕吐的控制

（经玛丽居里缓和医疗利物浦研究所LCP核心团队同意复制[10]）

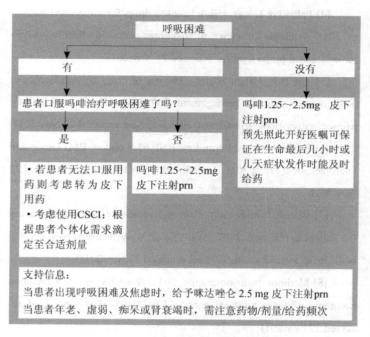

图8-7 对呼吸困难的控制
（经玛丽居里缓和医疗利物浦研究所LCP核心团队同意复制[10]）

参考文献

[1] Wiffen P, Mitchell M, Snelling M, Stoner N. Oxford handbook of clinical pharmacy. Oxford: Oxford University Press; 2007.

[2] Zeppetella G. How do terminally ill patients at home take their medication? Palliat Med. 1999; 13:469-75.

[3] World Health Organization. Adherence to long-term therapies:

evidence for action. Geneva: WHO; 2003.

[4] Palliative Drugs. Using licensed drugs for unlicensed purposes. 2011. Available at: www.palliativedrugs.com/using-licensed-drugs-for-unlicensed-purposes. Last accessed 27 Nov 2011.

[5] The British Pain Society. The use of drugs beyond licence in palliative care and pain management. 2005. Available at: www.british-painsociety.org/book_usingdrugs_main.pdf. Last accessed 27 Nov 2011.

[6] British National Formulary. BNF 61. London: BMJ Group and Pharmaceutical Press; 2011. Available at: www.bnf.org.Last accessed 27 Nov 2011.

[7] British Pain Society. Pain and substance misuse: improving the patient experience. 2007. Available at: www.britishpainsociety.org/book_drug_misuse_main.pdf. Last accessed 27 Nov 2011.

[8] Medinor. Infusjonspumpe. 2011. Available at: www.medinor.no/medinor7/frontend/mediabank/l/15307/0105-0504-l.jpg. Last accessed 27 Nov 2011.

[9] Dickman A, Schneider J, Varga J. The syringe driver: continuous subcutaneous infusions in palliative care. 2nd ed. Oxford: Oxford University Press; 2005.

[10] Marie Curie Palliative Care Institute Liverpool. Medication guidance: symptom control algorithms. Available at: www.liv.ac.uk/mcpcil/liverpool-care-pathway/documentation-lcp.htm. Last accessed 14 Dec 2011.

[11] Ellershaw J, Wilkinson S, editors. Care of the dying. A pathway to excellence. Oxford: Oxford University Press; 2003.

拓展阅读

Charlton R. Primary palliative care : dying, death and bereavement in the community. Oxford: Radcliffe Medical Press; 2002.

Davies A, Finlay I. Oral care in advanced disease. Oxford: Oxford University Press; 2005.

Davies AN, Epstein JB. Oral complications of cancer and its management. Oxford: Oxford University Press; 2010.

Dickman A. Drugs in palliative care. Oxford: Oxford University Press; 2010.

Fallon M, Hanks G. ABC of palliative care. London: Blackwell Publishing; 2006.

Gagnon PR. Treatment of delirium in supportive and palliative care. Curr Opin Support Palliat Care. 2008;2:60-6.

Hanks G, Cherny N, Kaasa S, et al., editors. Oxford textbook of palliative medicine. 4th ed. Oxford : Oxford University Press; 2009.

Jeffrey D. Patient-centred ethics and communication at the end of life. Oxford: Radcliffe Publishing Limited; 2006.

National Institute for Health and Clinical Excellence. Delirium.

Diagnosis, prevention and management, NICE clinical guidelines 103. London: National Clinical Guideline Centre for Acute and Chronic

Conditions; 2010.

National Institute for Health and Clinical Excellence. Depression. The treatment and management of depression in adults, NICE clinical guideline 90. London: National Collaborating Centre for Mental Health; 2009.

Sykes N, Edmonds P, Wiles J, editors. Management of advanced disease. 4th ed. London: Arnold; 2006.

Twycross R, Wilcock A, editors. Palliative care formulary. 3rd ed. Nottingham : Palliativedrugs.com Ltd; 2009.

Twycross R, Wilcock A, Stark Toller C. Symptom management in advanced cancer. 4th ed. Nottingham: Palliativedrugs.com Ltd; 2010.

Watson M, et al., editors. Oxford handbook of palliative care. Oxford : Oxford University Press; 2005.

Woodruff R. Palliative medicine. 4th ed. Oxford : Oxford University Press; 2004.

Worthington R, Stone P, Thorns A. Ethics and palliative care : a casebased manual. Oxford: Radcliffe Publishing Ltd; 2005.

Zeppetella G. Successful management of cancer pain. London: Evolving Medicine Ltd; 2010.

Zylicz Z, Twycross R, Jones A, editors. Pruritus in advanced disease. Oxford : Oxford University Press; 2004.

有用的网址

Mental Capacity Act 2005 Code of practice. www.dca.gov.uk/Legalpolicy/mental-capacity/mca-cp.pdf.

The National End of Life Care Programme. www.endoflifecareforadults. nhs.uk.

Preferred Priorities for Care. www.endoflifecareforadults.nhs.uk/tools/core-tools/preferredprioritiesforcare.

The Gold Standards Framework. www.goldstandardsframework.nhs.uk.

Macmillan Cancer Support. www.macmillan.org.uk.

Liverpool Care Pathway for the Dying Patient. www.mcpcil.org.uk/Liverpool-care-pathway.

The National Council for Palliative Care. www.ncpc.org.uk.

World Health Organization Palliative Care. www.who.int/cancer/palliative.

Palliative Drugs Website. www.palliativedrugs.com/compatibility-charts.

附录 1 血常规和生化检验

血常规	正常值范围
血红蛋白	13.0 ～ 18.0g/L（男） 12.0 ～ 15.0g/L（女）
白细胞计数	（4.0 ～ 10.0）×10^9/L
血小板	（150 ～ 450）×10^9/L
血细胞比容（红细胞压积）	41% ～ 50%（男） 35% ～ 46%（女）
平均红细胞体积	83 ～ 101fl
平均红细胞血红蛋白量	27.0 ～ 32.0pg
平均红细胞血红蛋白浓度	31.5 ～ 34.5g/dl
红细胞体积分布宽度	11.6% ～ 14.0%
红细胞沉降率	<10
血浆凝血酶原时间	11.5 ～ 13.9s
国际标准化比值	2.0 ～ 4.5
活化的部分凝血活酶时间	21.0 ～ 32.0s
红细胞计数	（3.80 ～ 4.80）×10^{12}/L
中性粒细胞	（2.0 ～ 7.0）×10^9/L
淋巴细胞	（1.0 ～ 3.0）×10^9/L
单核细胞	（0.2 ～ 1.0）×10^9/L
嗜酸性粒细胞	（0 ～ 0.5）×10^9/L
嗜碱性粒细胞	（0 ～ 0.01）×10^9/L

生化检验	正常值范围
钠	135 ～ 148mmol/L
钾	3.5 ～ 5.0μmol/L
肌酐	80 ～ 120μmol/L（男）　60 ～ 105μmol/L（女）
尿素	3.7 ～ 9.2mmol/L
钙	2.12 ～ 2.55mmol/L
矫正钙 [a]	2.12 ～ 2.55mmol/L
碱性磷酸酶	<115IU/L
总蛋白	62 ～ 76g/L
清蛋白	35 ～ 47g/L
球蛋白	23 ～ 35g/L
总胆红素	5 ～ 16μmol/L
葡萄糖（空腹 / 随机）	空腹 3.5 ～ 5.5mmol/L　随机：<11mmol/L
谷丙转氨酶	<40IU/L（男）　<31IU/L（女）

[a] 矫正钙（mmol/L）= 血钙测定值 +（40- 血清白蛋白 g/L）×0.02

附录2 评估工具

评估工具

本附录包括如下内容：
- 住院焦虑抑郁量表[1]
- 痛苦温度计[2]
- 简易心智评分[3]
- 简明疼痛量表[4]
- 利兹神经病理性疼痛症状体征评估量表[5]
- 身体神经节段分布图[6]
- 暴发痛评估表[7]

1. 住院焦虑抑郁量表

住院焦虑抑郁量表	
本调查问卷可以帮助您的医生了解您的感受。请阅读每一句话，在符合您近1周以来感受的最佳答案处画"X"。本调查中，您的直觉最重要，不必经过深思熟虑才填写答案。每道问题只填一个答案。	
A 1. 我感觉紧张或周身不适	
3 □大多数时间	1 □偶尔
2 □很多时间	0 □一点也不

住院焦虑抑郁量表

D 2. 我依然喜欢我过去所喜欢的事情

    0 □肯定与过去一样多   2 □仅有一点

    1 □不那么多了   3 □几乎一点也不

A 3. 我总感觉有不好的事情要发生并为此而感到恐惧

    3 □非常确定，而且程度较重   1 □有一点，但不困扰我

    2 □是的，但感觉情况不那么糟   0 □一点也不

D 4. 我看到事物有趣的一面时会发笑

    0 □同既往一样多   2 □现在不如过去多

    1 □现在少了   3 □一点也不

D 5. 脑海中总有烦恼的事情浮现

    3 □绝大多数时间   1 □时不时会有

    2 □很多时间   0 □偶尔出现

A 6. 我感到愉悦

    0 □绝大多数时间   2 □不经常

    1 □经常   3 □一点也不

A 7. 我能舒适地坐下并感到放松

    0 □肯定的   2 □不经常

    1 □经常   3 □一点也不

D 8. 我感觉自己的动作变慢

    3 □绝大多数时间   1 □不经常

    2 □经常   0 □一点也不

A 9. 我感觉有点害怕，就像肚中有只蝴蝶乱撞一样

    0 □一点也不   2 □有点多见

    1 □时不时会有   3 □非常多见

D 10. 我对自己外表不再关心

住院焦虑抑郁量表
3 □完全不关心　　　　　　　　　1 □不再像之前关心地那么多 2 □不像我应该地那样关心我的外表 0 □和之前关心地一样多
A 11. 我感觉坐卧不安，感觉自己像停不下来
3 □非常严重　　　　　　　　　　1 □并不太重 2 □相当重　　　　　　　　　　　0 □一点也不
A 12. 我对事物有着愉悦的期待
0 □同我之前一样　　　　　　　　2 □肯定比我之前要少很多 1 □比我之前比少一点　　　　　　3 □一点也没有
A 13. 我会有突然间感到恐慌
3 □非常频繁　　　　　　　　　　1 □时不时如此 2 □相当常见　　　　　　　　　　0 □一点也不
A 14. 我可以欣赏好的广播、电视节目或一本好书
0 □经常如此　　　　　　　　　　2 □不经常如此 1 □偶尔如此　　　　　　　　　　3 □几乎没有

A：焦虑，D：抑郁（资料源于 Zigmond 和 Snaith[1]，© 1983，经 John Wiley 和 Sons 允许后复制）

2. 痛苦温度计

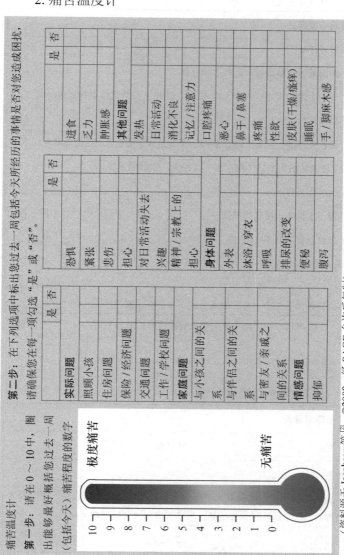

痛苦温度计

第一步： 请在0～10中，圈出能够最好概括您过去一周（包括今天）痛苦程度的数字。

10
9
8
7
6
5
4
3
2
1
0

极度痛苦

无痛苦

第二步： 在下列选项中标出您过去一周包括今天所经历的事情是否对您造成困扰，请确保您在每一项勾选"是"或"否"。

实际问题	是	否
照顾小孩		
住房问题		
保险/经济问题		
交通问题		
工作/学校问题		
家庭问题		
与小孩之间的关系		
与伴侣之间的关系		
与密友/亲戚之间的关系		
情感问题		
抑郁		

	是	否
恐惧		
紧张		
悲伤		
担心		
对日常活动失去兴趣		
精神/宗教上的担心		
身体问题		
外表		
沐浴/穿衣		
呼吸		
排尿的改变		
便秘		
腹泻		

	是	否
进食		
乏力		
肿胀感		
其他问题		
发热		
日常活动		
消化不良		
记忆/注意力		
口腔疼痛		
恶心		
鼻干/鼻塞		
疼痛		
性欲		
皮肤（干燥/瘙痒）		
睡眠		
手/脚麻木感		

（资料源于 Jacobsen 等[2]，©2008，经 SAGE 允许后复制）

3. 简明心智评分

简明心智评分	
1. 患者年龄	☐
2. 距离最近的整点时间还有多少分钟	☐
3. 说一个地址。举例：西大街 42 号，让患者在测试结束时复述一遍	☐
4. 目前年份	☐
5. 患者所处医院 / 疗养机构的名称或家庭地址（根据患者所处位置询问）	☐
6. 2 位人物的识别。举例：医生、护士、家庭助手等	☐
7. 出生年月日	☐
8. 第一次世界大战爆发时间	☐
9. 国家元首的名字	☐
10. 从 20 倒着数到 1	☐
总分：	
每道问题的分值为 1 分。如总分低于 6 分提示痴呆	

（Hodkinson[3]，经牛津大学出版社许可后复制）

4. 简明疼痛量表

简明疼痛量表	
日期：	时间：
姓名：	
1. 在人的一生中，大多数人时不时都会经历疼痛（比如头痛、扭伤及牙痛等）。除了这些日常疼痛外，您是否经历过其他类型的疼痛？	
1. ☐是	2. ☐否

续表

简明疼痛量表

2. 下图中，在您感到疼痛的部位涂上阴影，并在最痛的地方标"X"

右　　　　左 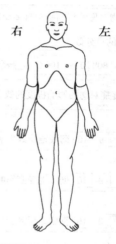 左　　　　右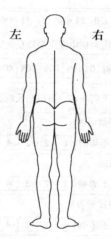

3. 请圈出下列数字中最能够反映您过去 24 小时中最痛程度的数字

不痛 | 1 | 2 | 3 | 4 | 5 | 6 | 7 | 8 | 9 | 10 | 您能想象的最严重的疼痛

4. 请圈出下列数字中最能够反映您过去 24 小时中最轻疼痛程度的数字

不痛 | 1 | 2 | 3 | 4 | 5 | 6 | 7 | 8 | 9 | 10 | 您能想象的严重的疼痛

5. 请圈出下列数字中最能够反映您过去 24 小时中平均疼痛程度的数字

不痛 | 1 | 2 | 3 | 4 | 5 | 6 | 7 | 8 | 9 | 10 | 您能想象的最严重的疼痛

6. 请圈出下列数字中最能够反映您现在疼痛程度的数字

不痛 | 1 | 2 | 3 | 4 | 5 | 6 | 7 | 8 | 9 | 10 | 您能想象的最严重的疼痛

简明疼痛量表

7. 针对您现在的疼痛，目前在服用哪些治疗和药物？

_____

_____

8. 过去的 24 小时里，针对疼痛的治疗或药物对您的疼痛缓解有多少？请在下面表格中圈出最能反映您疼痛缓解程度的百分数

无缓解	0	10%	20%	30%	40%	50%	60%	70%	80%	90%	100%	完全缓解

9. 在下列表格中圈出最反映过去 24 小时中疼痛对您的影响程度的数字

A. 日常活动

一点不影响 | 1 | 2 | 3 | 4 | 5 | 6 | 7 | 8 | 9 | 10 | 彻底地受到影响

B. 情绪

一点不影响 | 1 | 2 | 3 | 4 | 5 | 6 | 7 | 8 | 9 | 10 | 彻底地受到影响

C. 步行能力

一点不影响 | 1 | 2 | 3 | 4 | 5 | 6 | 7 | 8 | 9 | 10 | 彻底地受到影响

D. 正常工作（包括家务及在家庭之外的工作）

一点不影响 | 1 | 2 | 3 | 4 | 5 | 6 | 7 | 8 | 9 | 10 | 彻底地受到影响

E. 人际关系

一点不影响 | 1 | 2 | 3 | 4 | 5 | 6 | 7 | 8 | 9 | 10 | 彻底地受到影响

F. 睡眠

一点不影响 | 1 | 2 | 3 | 4 | 5 | 6 | 7 | 8 | 9 | 10 | 彻底地受到影响

G. 生活娱乐

一点不影响 | 1 | 2 | 3 | 4 | 5 | 6 | 7 | 8 | 9 | 10 | 彻底地受到影响

（Cleeland[4]，经牛津大学出版社允许后复制）

5. 利兹神经病理性疼痛症状体征评估量表

利兹神经病理性疼痛症状体征评估量表
姓名：　　　　　　　　　　　　　　　日期：
本疼痛评估量表可以判断您传导疼痛的神经纤维是否工作正常。这项内容至关重要，因为会涉及您的疼痛治疗决策
A. 疼痛相关问题
● 重温一下过去一周您的疼痛感受
● 请指出如下描述是否能够准确符合您的疼痛体验
1. 您的疼痛感觉是否是皮肤上的陌生、不愉快的感觉？可用"穿刺感、麻木感、针刺感"等文字来形容
a）不，我的疼痛与之不符　　　　　　　　　　　　　　（0）
b）是的，我经常体验这样的感觉　　　　　　　　　　　（5）
2. 您疼痛部位的皮肤是否因为疼痛而导致其外观与周围组织不同？可用"起斑点、发红或发粉"等文字来形容
a）不，我的疼痛不影响皮肤颜色　　　　　　　　　　　（0）
b）是的，我发现疼痛的确使皮肤变得与周围不同　　　　（5）
3. 您的疼痛是否使受累皮肤对于碰触异常敏感？比如轻触皮肤会感到不愉快的体验或者穿着较紧的衣服时会加重疼痛
a）不，我的疼痛不使受累皮肤局部变得更加敏感　　　　（0）
b）是的，局部皮肤对于碰触异常敏感　　　　　　　　　（3）
4. 您在静息时会无明显诱因的突然暴发疼痛吗？可用诸如"电击，跳痛和爆炸"等文字来形容
a）不，我的疼痛并不像这样　　　　　　　　　　　　　（0）
b）是的，我经常有这样的感觉　　　　　　　　　　　　（2）
5. 您的疼痛部位的皮温是否会有轻微的变化？可用发热或灼烧感来形容
a）不，我未有上述感觉　　　　　　　　　　　　　　　（0）
b）是的，我经常有这样的感觉　　　　　　　　　　　　（1）

利兹神经病理性疼痛症状体征评估量表
B. 感觉测试
通过比较疼痛部位与对侧或邻近正常部位的异常性疼痛的出现或者不一样的针刺阈可检测皮肤感觉

1. 痛觉过敏

先用药棉轻拭无疼痛区域，然后再去轻拭疼痛的区域，比较两个部位的反应。当无疼痛部位表现为正常的感觉，而疼痛部位表现为疼痛或者不舒适（发麻或者恶心）的感觉，我们称为痛觉过敏

   a）不，两边的感觉不同   （0）

   b）是的，仅疼痛部位有异常性疼痛   （5）

2. 针刺阈改变

将 2ml 注射针筒的 23 号（蓝色）针头分别轻轻触碰疼痛的部位和不疼的部位，通过比较两个部位的反应去判定他们的针刺阈

如无疼痛部位有尖锐的针刺感，但疼痛部位却是不同的感觉，如无感觉/钝痛（痛阈升高），或者先是非常痛，之后是疼痛感（痛阈降低），则认为存在针刺阈改变

   a）不，两个部位感觉相同   （0）

   b）是的，疼痛部位针刺阈改变   （3）

                      总分：

                  （最高 24 分）

评分标准：将感觉及查体情况的括号内分值相加获得总分

如总分 <12，不像神经病理性机制参与的疼痛

如总分 ≥ 12，更像是神经病理性机制参与的疼痛

（Bennet[5]，本表格经国际疼痛研究联盟同意复制，未经允许不能复制）

6. 身体神经节段分布图

身体神经节段分布图

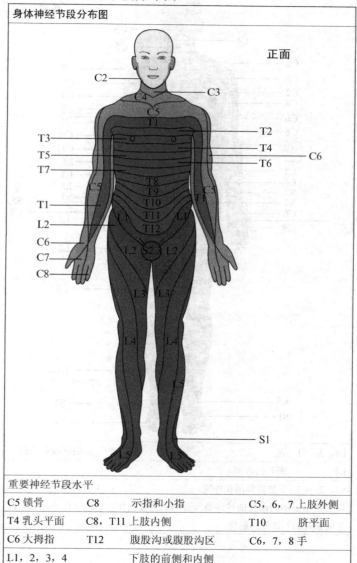

正面

重要神经节段水平		
C5 锁骨	C8 示指和小指	C5，6，7 上肢外侧
T4 乳头平面	C8，T11 上肢内侧	T10 脐平面
C6 大拇指	T12 腹股沟或腹股沟区	C6，7，8 手
L1，2，3，4	下肢的前侧和内侧	

（经 Netter 允许复制[6]）

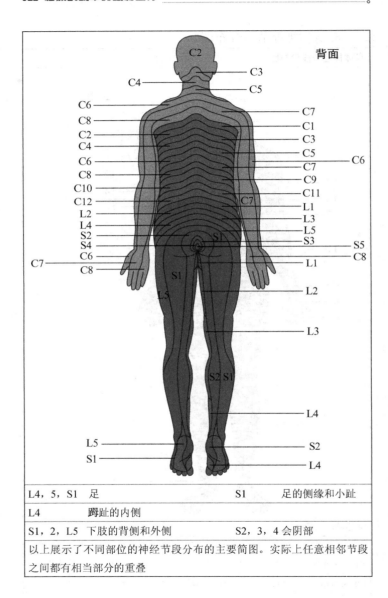

L4，5，S1	足	S1	足的侧缘和小趾
L4	跗趾的内侧		
S1，2，L5	下肢的背侧和外侧	S2，3，4 会阴部	

以上展示了不同部位的神经节段分布的主要简图。实际上任意相邻节段之间都有相当部分的重叠

7. 暴发痛评估表

暴发痛评估表
如有多处疼痛应使用多张表格分别标记
位置：

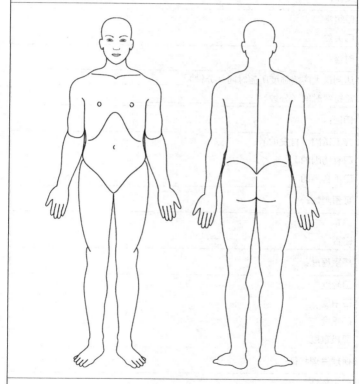

类型：

A. □ 无背景疼痛

B. □ 已控制的背景疼痛

C. □ 未控制的背景疼痛

1. □ 无镇痛计划

2. □ 镇痛计划不充分

3. □ 充分的镇痛计划

续表

暴发痛评估表
时间特性：
每天发作频率 _____
发作：
□缓慢 □突然
时程：
达到最大疼痛强度所需时间（分钟）_____ 总持续时间（分钟）_____
诱因：
□无诱因（自发的） □有诱因的 □不自主的
可预测性：
□是 □否
严重程度：
□轻度 □中度 □重度 □极重度
病理生理特征：
□躯体性 □内脏性 □神经性 □混合性 □不清楚

暴发痛评估表
病因：
□疾病相关 □治疗相关 □与疾病及治疗无关

（Zeppetella 和 Ribrito[7]，经 SAGE 出版社允许复制）

附录3 处方一览表

这部分内容旨在提供一份简要的缓和医疗实践中常用药物的指南，在这份指南中包括：

- 处方一览表
- 步骤2 复方制剂和每日吗啡等效剂量
- 镇静催眠药－苯二氮䓬类的等效剂量
- 糖皮质激素的等效抗炎剂量

如果需要更多的关于药物禁忌证、注意事项、副作用、药物相互作用及特殊情况注意事项的信息，请查看：

1. 英国国家处方一览表。可登录 www.bnf.org。

2. Dickman A. 缓和医疗用药. 牛津：牛津大学出版社，2010.

3. Twycross R，Wilcox A. 缓和医疗处方一览表. 第3版. 可查阅 www.palliativedrugs.com。

1. 处方一览表表

药物	剂型	指征	剂量	备注
阿芬太尼	注射:500µg/ml	用于中到度重度疼痛的阿片类药物，通常通过持续皮下输注给药	需要滴定，通常的起始剂量为250～500µg，皮下给药或1mg/24h的速率持续皮下输注	一种合成的芬太尼衍生物，起效更迅速，药效维持时间短，药效大约是芬太尼的25%。通常用于不能耐受吗啡或二乙酰吗啡的患者（如肾衰竭），1mg阿芬太尼＝10mg二乙酰吗啡
阿米替林	片剂:10, 25, 50mg; 液体:25或50mg/5ml	抑郁; 神经病理性疼痛 膀胱痉挛	抑郁75～100mg/d; 神经病理性疼痛起始剂量为10～25mg，滴定到75mg	阻止5-羟色胺和去甲肾上腺素的突触前再摄取 神经病理性疼痛的辅助镇痛药 镇痛效果较抗抑郁效果更迅速，需要的剂量更少 副作用是抗胆碱能作用
阿那曲唑	片剂:1mg	绝经后女性乳腺癌	1mg/d	绝经后妇女，雌激素受体阳性的早期浸润性乳腺癌的辅助治疗; 上述女性在服用2～3年他莫昔芬有效的绝经后晚期乳腺癌女性患者 辅助用药: 雌激素受体阳性或他莫昔芬有效的绝经后晚期乳腺癌女性患者

续表

药物	剂型	指征	剂量	备注
巴氯芬	片剂:10mg 液体:5mg/5ml	痉挛 打嗝	从5~10mg/d 滴定到 100mg/d	作用于 γ-氨基丁酸受体、抑制兴奋性氨基酸 - 谷氨酸盐和天冬氨酸盐,因而减少骨骼肌痉挛；痉挛:缓慢增加剂量至通常每日最大剂量100mg；可通过植入的脊髓镇痛泵给药；巴氯芬缓解呃逆,通常是直接作用于膈肌
乌拉胆碱	片剂:10mg、25mg	口干	10~25mg, tid	副作用包括恶心、呕吐、腹泻、腹痛、潮红、低血压、头痛和出汗
比沙可啶	片剂:5mg 栓剂:10mg	便秘	口服:5~20mgqd/bid 直肠给药:10mg prm	刺激性泻药,需避免在完全性肠梗阻情况下使用；口服制剂在12小时内起效,直肠给药在1小时内起效；避免在肠梗阻时使用
苄达明	含漱剂:0.15%	口咽部疼痛性炎症	每1.5~3小时在受损区域给予4~8喷	副作用包括麻木不利刺痛,出现这种情况时可以用水稀释

续表

药物	剂型	指征	剂量	备注
丁丙诺啡	透皮 BuTrans 贴剂:5、10、20μg/h。药效持续 7 天 透皮 Transtec 贴剂:35、52.5 或 70μg/h。药效持续 4 天以上	中等到严重程度疼痛	剂量范围内滴定	丁丙诺啡是高脂溶性的，因此透皮给药效果好 通常最大剂量是 140μg/小时。在治疗范围内起完全激动剂作用；其他阿片类可用于治疗暴发痛。舌下制剂（丁基原啡因 200 或 400μg）注射:300μg/ml
辣椒素	0.025% 或 0.075% 乳剂	神经病理性疼痛	少许涂抹，一日最多三/四次（最频繁不超过每 4 小时一次）	影响疼痛纤维中 P 物质的合成、储存、运输和释放 从最低有效浓度启用。需要戴手套涂抹
辣椒素 (TD)	含有 8% 的辣椒素的自黏性贴剂	非糖尿病患者的外周神经痛，最大剂量为 4 贴	应用于疼痛最严重的皮肤区域	一种含有 8% 辣椒素的自黏性贴剂被批准用于非糖尿病性的外周同性神经痛 适用于完整的皮肤，维持 30～60 分钟后，取决于治疗疼痛的原因；可再 90 天重复一次
卡马西平	片剂:100、200 或 400mg 液体:100mg/5ml 栓剂:125 或 250mg	全身性和部分性癫痫发作 神经病理性疼痛	起始剂量为 100～200mg/d，每 2 周增加 100～200mg。通常的范围 400～600mg，bid	神经病理性疼痛的辅助镇痛剂；缓慢滴定，每 2 周增加 100～200mg，通常每日最大剂量为 800～1200mg，需分次使用，有时含增至 1.6～2.0g 存在标准和缓释制剂 需要注意药物相互作用和血液异常

续表

药物	剂型	指征	剂量	备注
羧甲司坦	胶囊:375mg 液体:125 或 250mg/5ml	降低痰液黏稠度和帮助排痰	750mg, tid 起始	当取得满意的疗效后将剂量减至 750mg, bid
塞来昔布	胶囊:100 或 200mg	疼痛	起始剂量为 100mg, bid, 按需增加至 200mg, bid	如果无反应在用药 2 周后停药
西酞普兰	片剂:10、20、40mg 口服滴剂:40mg/ml	抑郁 惊恐 疼痛	抑郁:20mg, qd. 按需增加至最大量每天 60mg/d 惊恐或疼痛:初始 10mg/d, 增加至 20~30mg/d; 最高剂量 60mg/d	针对抑郁每 3~4 周增加 20mg; 年龄大于 65 岁的患者, 最大剂量 40mg/d 对于惊恐以每次 10mg 的速度逐渐增加; 年龄大于 65 岁的患者, 最大剂量 40mg/d
氯硝西泮	片剂:0.5 或 2mg 注射:1mg/ml	癫痫 肌阵挛 神经病理性疼痛 临终躁动	起始每晚 1mg, 连续 4 晚, 用 2~4 周时间增加至维持剂量, 通常是夜间给予 4~8mg 持续皮下输注:1~4mg/24h	年龄大于 65 岁的患者起始剂量为 500μg 用 2~4 周时间根据反应加量 如果需要, 最大剂量可分 3~4 次给予

续表

药物	剂型	指征	剂量	备注
co-dan-thra-mer	胶囊:25/200 或 37.5/500（强效）; 悬液: 每 5ml 含 25/200 或 5ml 含 75/1000（强效）	终末期疾病患者的便秘	胶囊:1 或 2, qd, 并滴定剂量; 悬液:5～10ml, qd, 并滴定剂量; 按需使用"强效"制剂	刺激剂和软化剂的结合; 5ml 悬液相当于 1 胶囊; 强效 5ml 悬液相当于强效胶囊; 需提醒患者尿液可能变成红色或橙黄色; 与皮肤长期接触可引起烧灼
可待因	片剂:15、30 或 60mg; 糖浆:25mg/5ml; 止咳糖浆:15mg/ml; 注射:60mg/ml	轻度/中度; 疼痛; 腹泻; 咳嗽	疼痛:30～60mg, q4h; 每日最大剂量:240mg; 腹泻:30mg, qid; 咳嗽:5～10ml（止咳糖浆）qid	是吗啡药效的 1/10; 一些白人可待因的代谢能力较弱; 其他一些种族群体可待因的代谢能力可能非常强; 已有可待因复合制剂
赛克力嗪	片剂:50mg; 注射:50mg/ml	恶心; 呕吐	50～100mg 口服或皮下; 100～150mg/24h 持续皮下注射; 最大每日口服/皮下剂量:200mg	对胃肠道问题或颅内压升高引起的呕吐有效; 皮下速径可能引发皮肤反应; 在注射泵中与解痉灵混合会发生沉淀

续表

药物	剂型	指征	剂量	备注
环丙 孕酮	片剂:50 或 100mg	前列腺癌	200～300mg/d，分 2～3 次给予	用于治疗初始促性腺激素治疗引起的复燃（300mg/ d 分两/三次服，按需减量至 200mg/d 分两或三次 或促性腺激素或睾丸切除术后引起的潮红，起始剂 量 50mg/d。依据反应调整剂量 50～150mg/d 分一/ 三次服
地塞 米松	片剂:0.5 或 2mg 口服溶液:2mg/5ml 注射:8mg/2ml 或 4mg/ml	脑水肿 厌食 呼吸困难 恶心 呕吐 疼痛 脊髓压迫 上腔静脉阻塞	依据指征每日剂量波动在 2～16mg	食欲和乏力: 2～4mg 神经压迫、呕吐、呼吸困难:8～12mg 脊髓压迫、上腔静脉阻塞，颅内压升高:16mg（有时 更高） 卡马西平和苯妥英钠增加该药代谢（药效减弱） 最好在上午给药 可通过持续皮下输注给药 出现消化性溃疡风险时考虑质子泵抑制剂 记得给患者一张类固醇药物使用卡片

续表

药物	剂型	指征	剂量	备注
二乙酰吗啡	片剂:10mg	疼痛	需要滴定	通常选用注射方式，因为其溶解度高，给予更小的
	注射:5、10、30、100 或 500mg	呼吸困难	持续皮下输注：通常起始剂量就可以	容量就可以
			量为 10～20mg/24h	老年患者及肾衰竭患者需减量
地西泮	片剂:2、5 或 10mg	焦虑	起始剂量 2mg，根据每种指征的药效滴定剂量	对中枢神经系统 γ - 氨基丁酸有加强作用的苯二氮䓬类药物
	口服溶液: 2mg/5ml 或 5mg/ml	失眠		血浆半衰期长，存在儿种活性代谢产物
	注射:5mg/ml	肌阵挛		焦虑: 2～10mg 口服，通常剂量范围 2～20mg 口服
	直肠给药: 2.5mg/1.25ml、5mg/2.5ml 或 10mg/5ml	癫痫		肌肉痉挛: 2～5mg 口服，通常剂量范围 2～20mg 口服
	栓剂: 10mg			抗惊厥: 10mg 直肠给药，静脉，通常剂量范围为 10～30mg
				有经直肠给药的剂型
双氯芬酸	片剂:25 或 50mg	疼痛	口服或直肠给药: 75～150mg/d，分次给药	如果存在胃肠道溃疡风险，可考虑使用质子泵抑制剂
	分散片:50mg	炎症		米索前列醇(奥湿克 50 或 75)，有缓释剂型:75 和 100mg
	注射:75mg			
	栓剂:12.5、25、50 或 100mg			

续表

药物	剂型	指征	剂量	备注
己烯雌酚	片剂:1mg	前列腺癌	起始剂量 1mg/d 可增加至 3mg	需要专业人士监督用药 适用于(不常用)绝经后妇女乳腺癌
二氢可待因	片剂: 30 或 40mg 口服溶液: 10mg/5ml 注射: 50mg/ml	中/重度疼痛	30～60mg, q4h 最大每日剂量:240mg	可用缓释剂型(DHC60, 90, 120) 有复合制剂
多库酯钠	胶囊: 100mg 口服溶液: 12.5 或 50mg/5ml 灌肠剂: 10g 中含 120mg	便秘 部分性肠梗阻	口服:100mg, bid, 滴定至 最大剂量 200mg, tid	软化粪便, 弱刺激性 1～2 天起效 不要同液体石蜡一起给药 如存在痔疮或肛裂, 经直肠的制剂不适用
多潘立酮	片剂:10mg 悬液:5mg/5ml 栓剂:30mg	恶心 呕吐 胃食管反流 消化不良	口服:10～20mg, tid/qid 最大每日剂量 80mg 直肠给药:60mg, bid	引起胃肠道不适(包括绞痛) 与甲氧氯普胺相比, 锥体外系问题较少
酚磺乙胺	片剂:500mg	毛细血管出血	口服:500mg qid	在血小板数目正常情况下减少毛细血管出血。它不通过稳定纤维蛋白起作用, 可能是纠正异常的黏附 可导致恶心, 头痛或皮疹

续表

药物	剂型	指征	剂量	备注
芬太尼	经皮贴剂: 12, 25, 50, 75 或 100μg/h 颊黏膜锭剂 (Actiq) :200, 400, 600, 800, 1200 或 1600μg 舌下片剂 (Abstral) :100, 200, 300, 400, 600 或 800μg 颊黏膜片剂 (Effentora) :100, 200, 400, 600 或 800μg 鼻喷雾 (Instanyl) :50, 100 或 200μg 每喷 鼻喷雾 (PecFent) :100 或 400μg 每喷	经皮贴剂: 中至严重癌痛 颊黏膜锭剂, 舌下片剂, 颊黏膜片剂, 鼻喷雾: 暴发性癌痛	经皮系统需要滴定 经黏膜系统需要滴定	芬太尼贴剂包括矩阵型至储库型多瑞吉 DTrans, Matrifen 和 Mezolar 及储库型 Fentalis。不同剂型之间相互转换时的剂量关系尚不确定 经黏膜吸收的阿片类药被批准用于已采用阿片类药物处理背景疼痛的癌痛患者的暴发痛。不同剂型之间相互转换时其剂量还不能确定, 因此在转换时建议再滴定

药物	剂型	指征	剂量	备注
氟康唑	胶囊:50、150 或 200mg 悬液:50mg/5ml 或 200mg/ml	黏膜念珠菌病 生殖器念珠菌病	黏膜念珠菌病:50mg qd、黏膜念珠菌病:100mg qd 生殖器念珠菌病:单次口服 150mg	与肝毒性药物合用时应注意，在大剂量或延长疗程使用时需监测肝功能，出现肝坏死风险（肝坏死风险）症状时应停用，易发生 QT 间期延长 可能引起恶心、腹部不适、腹泻、胀气、头痛、皮疹（如出现浸袭性或全身性感染应中断治疗，密切观察病情）
氟西汀	胶囊:20mg 液体:20mg/5ml	抑郁 焦虑	起始剂量 20mg 最大剂量 60mg/d	起始剂量的 3～4 周后可逐渐加量
氟他米特	片剂:250mg	前列腺癌	250mg tid	副作用包括男性乳房发育（有时伴有溢乳）；恶心、呕吐、腹泻、食欲增加、失眠、疲劳
呋塞米	片剂:20、40、500mg 口服溶液:20 或 50mg/5ml 注射:20mg/2ml、50mg/5ml 或 250mg/25ml	水肿	40mg qd 难治性病例可用到 80～120mg/d	口服 1 小时内起效，利尿效果维持 6 小时，可按需一天给予两次而不影响睡眠。应避免在严重低钾血症、低钠血症情况下使用

续表

药物	剂型	指征	剂量	备注
加巴喷丁	胶囊:100, 300 或 400mg 片剂:600 或 800mg	神经病理性疼痛、癫痫、不宁腿综合征	起始剂量300mg 逐渐加量至最大剂量3.6g	正常肾功能：第一天，300mg qd；第二天，300mg bid；第三天，300mg tid 或第一天300mg tid，然后根据反应每2～3天以300mg tid的速度逐渐增至3.6g/d 衰弱、高龄、肾功能受损、接受中枢神经系统抑制性药物治疗的患者需在几周中缓慢滴定剂量：第一天100mg tid，第七天，300mg tid，第14天600mg tid，按需每3天增加300mg/d直至1200mg tid
格隆铵	注射:200μg/μl	分泌物过多	口服:0.6～1mg tid 皮下:0.2～0.4mg 持续皮下输注:0.6～1.2mg/24h	偶尔剂量可按需增加至2mg tid 可引起注射部位的炎症 可由格隆铵粉末临时制成1mg/10ml（0.01%）的口服溶液

续表

药物	剂型	指征	剂量	备注
氟哌啶醇	胶囊:500µg 片剂:0.5、1.5、5、10或20mg 口服溶液:1或2mg/ml 注射:5mg/ml	精神病 呃逆 躁动 激越 谵妄 恶心 呕吐	镇吐:起始剂量1.5mg/d 抗精神病:起始剂量5mg/d 难治性呃逆:起始剂量1.5mg/d	镇吐:起始剂量即刻给予1.5mg/d，通常维持剂量为1.5～3mg/d; 抗精神病:起始剂量即刻给予5mg（老年患者予1.5mg），可按需将药物剂量加至20～30mg/d分次给予。如果每日20mg的剂量仍不奏效，可考虑同时服用一种苯二氮䓬类药物; 难治性呃逆:维持剂量1.5～3mg/d
二氢吗啡酮	胶囊:1.3或2.6mg 注射:10、20或50mg/ml	重度癌痛	需要滴定	可用缓释剂型（氢吗啡酮SR 2、4、8、16和24mg）

续表

药物	剂型	指征	剂量	备注
丁溴东莨菪碱	片剂: 10mg 注射: 20mg/ml	平滑肌痉挛 恶心 呕吐 过度分泌 出汗	平滑肌绞痛: 起始剂量 20mg皮下, 然后持续皮下输注:60mg/24h 抗分泌: 起始即刻20mg皮下, 之后20~60mg/24h持续皮下输注	平滑肌绞痛: 起始剂量皮下注射 20mg, 60mg/24h, 如果需要可增加至120mg/24h, 最大剂量300mg/24h 当丁溴东莨菪碱120mg/24h不能充分控制症状时, 一些中心加用奥曲肽300~500μg/24h 当患者只有梗阻症状而无绞痛时, 甲氧氯普胺通常会先于抗蕈毒碱药物使用, 原因是梗阻通常是功能性的而非器质性的 过度分泌: 起始即刻给予 20mg, 之后20~60mg/24h持续皮下输注, 20mg皮下按需给予, 最小间隙时间为1小时 一些中心用的剂量更高, 如60~120mg/24h持续皮下输注

药物	剂型	适应证	剂量	注释
氢溴酸东莨菪碱	片剂: 150 或 300μg 透皮贴剂: 1.5mg 针剂: 400 或 600μg	晕动病 流涎 平滑肌痉挛 恶心 呕吐 分泌物过多 出汗	流涎: 氢溴酸东莨菪碱透皮贴, 1mg/72h 分泌物过多: 400μg, 皮下 (即刻)	分泌物过多: 初始剂量400μg立即皮下注射, 然后1200μg/24h持续皮下输注, 必要时增加至2000μg/24h, 或皮下注射400μg pm。一些中心用较便宜的丁溴酸东莨菪碱替代。其他可选药物包括葡萄糖酯吡咯 略
布洛芬	片剂: 200, 400 或 600mg 泡腾颗粒: 600 mg 糖浆: 100 mg/5 ml 口服混悬液: 100 mg/5 ml	轻中度疼痛	起始剂量: 300~400mg tid/qid	必要时可以增加至最大剂量 2.4 g/d。维持剂量0.6~1.2 g/d 可能就足够了 有缓释剂型 (布洛芬缓释 800mg, 芬必得缓释胶囊; 剂 300mg)

续表

药物	剂型	适应证	剂量	注释
氯胺酮	针剂: 10、50 或 100 mg/ml	对标准镇痛治疗反应不佳的病例	口服: 初始剂量 10～25 tid/qid 舌下含服: 10～25 mg 起始 皮下注射: 一般 10～25 mg pm 持续皮下输注: 每 24 小时 1～2.5 mg/kg 起始	口服: 必要时逐步增加剂量, 10～25 mg 直到 50 mg qid; 报告的最大剂量是 200mg qid。口服溶液: 50 mg/ml 作为未获批的特殊类别药物使用。皮下: 必要时有些病例可使用 2.5～5 mg, 并以 25%～33% 逐步增加剂量。持续皮下输注: 必要时可每 24h 增量 50～100 mg, 最大报告剂量为 3.6g/24h。作为替代, 可给予短期 "冲击" 疗法: 起始 100 mg/24h, 第 2 天增至 300 mg/24h, 第 3 天增量后 500mg/24h。在最后一次增量后 3 天停用
乳果糖	溶液: 3.1～3.7 g/5 ml	便秘 肝性脑病	15 ml bid	可能需要 48h 发挥作用。副作用包括腹胀、胀气、恶心、肠绞痛 肝性脑病患者的剂量: 30～50ml 口服 tid

续表

药物	剂型	适应证	剂量	注释
兰索拉唑	胶囊: 15 或 30 mg 分散片: 15 或 30 mg		15 ~ 30 mg qd	良性胃溃疡: 每早 30 mg, 连用 8 周 十二指肠溃疡: 每早 30 mg, 连用 4 周, 15 mg/d 维持 NSAIDs 相关性十二指肠或胃溃疡: 每日 30 mg, 连用 4 周, 如果没有完全愈合继续 4 周 NSAIDs 相关性十二指肠或胃溃疡的预防: 15 ~ 30 mg qd 胃食管反流病: 每早 30 mg, 连用 4 周, 如果没有完全治愈再继续 4 周; 15 ~ 30 mg/d 维持 胃酸相关性消化不良: 每早 15 ~ 30mg/d, 连用 2 ~ 4 周
甲氧氯普胺	片剂: 6 或 25 mg 针剂: 25 mg/ml	精神病 恶心 呕吐 临终躁动	口服: 3 mg qd/bid 皮下: 6 ~ 12.5 mg 持续皮下输注: 12.5 ~ 75 mg	一线镇吐: 3 mg qd/bid 起始, 必要时, 增加到 6 mg qd/bid 二线镇吐: 6 ~ 12.5mg 口服 / 皮下注射, 必要时, 最高可增加到 25 ~ 50 mg/24h 临终躁动或谵妄: 起始剂量 25 mg 皮下注射, 50 ~ 75 mg/24h 持续皮下输注, 根据反应确定; 最大 300mg /24 h, 偶尔会更高

续表

药物	剂型	适应证	剂量	注释
利多卡因	软膏: 5% 盐酸利多卡因 溶液: 4% 盐酸利多卡因 膏药: 5% 质量比利多卡因 (700mg)	表面止痛 带状疱疹后遗神经痛	表面上痛: 疼痛时外涂 1～2ml 带状疱疹后遗神经痛: 1～3 贴, 每天 12h	带状疱疹后遗神经痛: 贴在完好的干燥的、非疼痛皮肤上, 每天贴 12 小时, 随后 12 小时不贴药膏; 如果应用 4 周后无效, 即停用 可使用 3 个药贴大面积覆盖; 药贴可以切割
洛哌丁胺	胶囊: 2mg 片剂: 2mg 糖浆: 1 mg/5 ml	急性腹泻 慢性腹泻 大便失禁	2～4 mg, 立即	急性腹泻, 4mg 起始, 每次稀便后追加 2mg, 一共 5 天; 常用量 6～8mg/d; 最大 16mg/d 慢性腹泻: 最初 4～8mg/d, 分次服用, 随后根据治疗反应调整, 每日分 2 次给药维持; 最大 16mg/d 大便失禁 (未获批适应证, 最初 500μg/d, 根据治疗反应调整; 最大 16mg/d, 分次服用)
劳拉西泮	片剂: 1 或 2.5 mg 针剂: 4 mg/ml	癫痫 失眠 焦虑 躁动 (激越)	1～4 mg qd/bid	失眠: 2～4mg, 口服 焦虑: 1mg 舌下含服或口服, 临时给药或 bid; 必要时, 增加到 2～6 mg/24h 急性精神病性激越: 2mg 口服, 每 30 分钟一次, 直到患者稳定, 常与氟哌啶醇或利培酮联用来控制激越症状

续表

药物	剂型	适应证	剂量	注释
聚乙二醇3350	口服粉剂：6.563或13.125 g	便秘	慢性便秘：1～3袋/天 粪便嵌塞：8袋/天	乙二醇属惰性聚合物，使液体积聚在肠腔内 慢性便秘：1～3袋/天，分次服用，疗程通常为2周；每袋用半杯水溶解（约125ml）；维持量为1～2袋/天粪便嵌塞：8袋/天，用1L水溶解，6h内喝完，通常最多3天
醋酸甲羟孕酮	片剂：100，200，400 mg	子宫内膜癌 绝经后女性乳腺癌 厌食症	400 mg qd/bid	2～3周才能产生最大的效果
甲地孕酮	片剂：160 mg	子宫内膜癌 绝经后女性乳腺癌 厌食症	40～160mg qd	2～3周才能产生最大的效果

续表

药物	剂型	适应证	剂量	注释
美沙酮	片剂: 5mg 口服溶液: 1、5、10 或 20mg/ml 止咳糖浆: 2mg/5 ml 针剂: 1mg/ml	中重度疼痛	需要滴定	半衰期长 可用于肾衰竭 警告: 如果从另一种阿片类药物转换，转换系数差异很大，且往往呈剂量依赖性。最好由专业人士转换，如果可能则住院调整
环丙甲羟二羟吗啡酮	针剂: 12mg/0.6ml, 20mg/ml	便秘	初始剂量为 8mg (患者体重 38～61kg) 或 12mg (患者体重 62～114kg)	最初隔日给一次单一剂量。如果没有反应，24 小时后可再次给药子，给药同隔不能短于24 小时。给药间隔可以延长，约50% 患者 4 小时内排便，不影响镇痛效果也不会出现撤药反应。常见的不良反应包括腹痛、腹泻、胀气、恶心。严重肾功能损害（肌酐清除率＜30ml/min）时应减量。在明确或疑似胃肠道梗阻时禁止使用

续表

药物	剂型	适应证	剂量	注释
甲氧氯普胺	片剂: 10mg 糖浆: 5 mg/5 ml 针剂: 10 mg/2 ml	恶心 呕吐 消化不良 反流	口服: 10～20mg qid 持续皮下输注: 30～100mg/ 24 h	胃痉挛: 10mg po qid 或 40～60mg / 24h 持续皮下输注: 给予保护胃黏膜的药物 胃排空延迟: 10mg po qid 或 40～100 mg / 24 h 持续皮下输注 恶心、呕吐: 20～10mg qid, 增加胃蠕动和胃排空 胃肠道梗阻慎用 有缓释制剂 (Maxolon SR 15mg)
甲硝唑	凝胶: 0.75 % 片剂: 200 或 400mg 口服混悬液: 200mg/5 ml 栓剂: 500mg 针剂: 100mg/20 ml 500mg/100 ml	厌氧菌感染	400～800 mg tid	厌氧菌感染 (通常应用 7 天, 难辨梭菌感染 10～14 天), 口服 800mg 起始, 然后 400mg tid 或 500mg tid

续表

药物	剂型	适应证	剂量	注释
咪达唑仑	针剂: 2mg/2 ml, 5mg/5 ml, 50mg/50 ml, 10mg/5 ml, 10mg/2 ml, 50mg/10 ml	肌阵挛 癫痫发作 临终躁动 顽固性呃逆 恶心 呕吐	皮下注射: 5mg st, 然后 prn	肌阵挛: 10～30mg CSCI 癫痫发作: 30～60mg CSCI 临终躁动: 30～60mg CSCI。如果 30mg/24 小时无效，在进一步增加咪达唑仑剂量前最好应用抗精神病药物（如氟哌啶醇） 呃逆: 30～60mg CSCI 恶心/呕吐: 10～20 mg / 24 h CSCI 咪达唑仑可口腔含服（此用药途径未经批准批）。有一种口腔含服液，是未获批的特殊剂型，或使用安瓿装的注射剂制剂口服
米氮平	片剂: 15, 30, 45mg 分散片: 15, 30, 45mg 口服液: 15mg/ml	抑郁 厌食症 恶心 呕吐 皮肤瘙痒	起始每晚 15～30 mg	根据治疗反应，在 2～4 周内加量，最大 45mg/d 一次或分两次口服 如果 45mg 应用 4 周无效，可换用另一种抗抑郁药 如果有效，用至症状消失后 6 个月，然后在 2～4 周的时间逐渐停药

续表

药物	剂型	适应证	剂量	注释
莫达非尼	片剂：100、200mg	癌症相关疲劳	200mg qd	老年人或有肝、肾功能损害的患者宜减少剂量，首剂后儿小时内应该能观察到效果
吗啡	口服液：10 mg/ml 或 100mg/ml；片剂：10、20、50mg；栓剂：10、15、20、30mg；针剂：10、15、30mg/ml	中/重度疼痛；呼吸困难；咳嗽；腹泻	剂量需要滴定；通常的开始剂量为 5~10mg q4h	可以获得的缓释制剂：morphigesic（持续12小时）：10、30、60、或100mg；美施康定（持续12小时）：5、10、30、60、100、或200 mg；zomorph（持续12小时）：10,30,60,100或200 mg；MXT（持续24小时）：30,60,90,120,150或200 mg；在老年人和肾功能损害的患者减少剂量
纳络酮	针剂：400 mg/ml 或 2 mg/2 ml	阿片类药物引起的呼吸抑制	静脉注射：0.4~2 mg	如果没有反应，每隔2到3分钟重复应用，总量最大为10mg，谨防重度疼痛再次出现
萘普生	片剂：250或500mg；片剂（肠溶）：250、375或500mg	疼痛；炎症	口服：0.5~1g/d，分1~2次	与米索前列醇复方制剂（napratec：萘普生 500mg+米索前列醇 200μg）

续表

药物	剂型	适应证	剂量	注释
硝苯地平	胶囊: 5, 10mg	平滑肌痉挛 呃逆	立即10 mg 口服或舌下然后 10～20mg tid	通常最大剂量 60～80mg/d 有缓释制剂（10、30、20、60mg） 高达160mg/d已用于顽固性呃逆，合用氢化可的松 0.5～1.0mg以防治相关的体位性低血压
制霉菌素	口服混悬液: 10万 U/ml	口腔或食管念珠菌病	1～5ml qid 含漱1分钟，然后咽下	每次服前应取下义齿，重新放入义齿前需清洗义齿 局部使用制霉菌素有时是有用的；5毫升的制霉菌素混悬液与黑醋栗或其他浓缩果汁混合在一起，置于小圆杯中冰冻
奥曲肽	针剂: 50μg/ml, 100 μg/ml, 1 mg/5 ml,500 μg/ml	呕吐 腹泻 黏液便 腹水 直肠分泌物	肠梗阻: 250～500μg/d 腹水: 200～600μg/d 黏液便: 300～500μg/d 顽固性腹泻: 50～500μg/d	肠梗阻: 增加到最大750μg/d，偶尔更高 腹泻: 增加到最大1500μg/d，偶尔更高 一旦症状改善，可以尝试减少到最低剂量，维持症状控制 奥曲肽的长效制剂，每4周给药10～30mg，可应用于慢性肠瘘婆或顽固性腹泻患者

续表

药物	剂型	适应证	剂量	注释
奥氮平	片剂: 2.5, 5, 7.5, 10, 15, 20 mg 口腔分散片: 5, 10, 15, 20mg 针剂: 10mg	精神病 恶心 呕吐 谵安 临终躁动	躁动: 2.5mg st 谵安: 2.5mg st 镇吐: 1.25~2.5mg	躁动和（或）谵安：必要时增加至 5~10mg qd 镇安：起始剂量增加，必要时 5mg qd 接受高致吐性化疗（如顺铂）时可应用高剂量 口腔分散片放在舌头上，也可以在服用前将其溶解或分散在水、橙汁、苹果汁、牛奶或咖啡中
昂丹司琼	片剂: 4 或 8mg 糖浆: 4mg/5ml 口服冻干剂: 4 或 8mg 注射液: 4mg/2ml, 4mg/5ml, 8mg/2ml 或 8mg/4ml 栓剂: 16mg	恶心 呕吐 瘙痒	口服: 8mg bid/tid 皮下: 8 mg bid/tid 直肠给药: 16mg/d 连续皮下输注: 8~24mg/d 瘙痒: 4~8mg bid/tid	如果 $5HT_3$-受体拮抗剂在 3 日内无明显疗效，应停用 如果明确有效，可无限期使用，除非病因是自限性的
奥昔布宁	片剂: 2.5, 3 或 5mg Elixir: 2.5mg/5ml	尿失禁 尿频	起始剂量 5mg 口服 bid, 必要时可增加至 5mg 口服 qid	可用缓释剂型 (Lyrinel XL 5 或 10mg, Kentera 透皮贴剂 3.9/24h, 可使用 72~96h)

续表

药物	剂型	适应证	剂量	注释
羟考酮	口服液：5mg/5ml 或 10mg/ml 片剂：5、10 或 20mg 注射液：10mg/ml，20mg/2ml 或 50mg/ml	中/重度疼痛 呼吸困难	剂量需滴定 通常起始剂量 2.5～5mg q4h	可用的缓释制剂： 奥施康定（药效持续 12 小时）：5、10、20、40、80mg 纳洛酮复方制剂：5mg/2.5mg 羟考酮／纳洛酮，或 10mg/5mg，20mg/10mg，40mg/20mg
帕米膦酸二钠	注射液：15、30 或 90mg	高钙血症 骨痛	取决于血钙浓度： ≤3mmol/L 15～30mg 3～3.5mmol/L 30～60mg 3.5～4mmol/L 60～90mg ＞4mmol/L 90mg	破骨细胞重吸收抑制剂 应在 3～7 天内观察到最佳疗效 潜在并发症为下颌骨坏死
对乙酰氨基酚	片剂：500mg 胶囊：500mg 可溶片剂：500mg 口服混悬液：250mg/5ml 或 500mg/5ml 栓剂：60、125、250、或 500mg	轻/中度疼痛 发热	口服或直肠给药：0.5～1g q4～6h 静脉给药：1g q4～6h	24 小时最大剂量 4g

续表

药物	剂型	适应证	剂量	注释
帕罗西汀	片剂: 10, 20 及 30mg 口服混悬液: 10mg/5ml	焦虑 抑郁 惊恐 瘙痒	焦虑: 20mg 晨服 惊恐: 10mg 晨服 瘙痒: 5mg 晨服	焦虑: 根据治疗效果, 以每次 10mg 逐渐增加用量, 最大 50mg 惊恐: 每次增加 10mg, 最大 40mg, 有些患者合用 到 60mg 瘙痒: 最大 20mg
苯巴比妥	片剂: 15, 30 或 60mg Elixir: 15mg/5ml 注射液: 200mg/ml	癫痫 临终躁动	癫痫: 60 ~ 180mg 晨服 或 服 或 注 射 200 ~ 400mg 持续皮下注射 24h 临终躁动: 起始剂量 100 ~ 200mg im 或 iv: 10 ~ 20mg 口服 qd	临终躁动: 200 ~ 600mg 持续皮下注射 /24h CSCI 时使用注射水稀释至自身容量的 10 倍, 更大 剂量的需要改为 12h 输液
泼尼松龙	片剂: 1, 5 或 25mg 片剂 (EC): 2.5 或 5mg 片剂 (可溶): 5mg	厌食 抑制炎症	10 ~ 20mg 口服 qd	最好晨起服用 几天后可减低剂量 某些慢性疾病需要维持剂量 2.5 ~ 15mg 记住让患者登记类固醇卡片

续表

药物	剂型	适应证	剂量范围	注释
普瑞巴林	胶囊：25、50、75、100、150、200、225 或 300mg	神经病理性疼痛 癫痫部分发作 焦虑	起始剂量范围：25mg qd ～ 75mg bid	肾功能正常：第 1 天 75mg bid；3 ～ 7 天 150mg bid；10 ～ 14 天 300mg bid 此后根据治疗反应加量，最大量 600mg/d。或第 1 天 25mg；第 2 天 25mg bid；6 ～ 7 天 75mg bid；然后以每两天增加 25mg bid 的速度增加剂量，最大剂量 600mg/d
普鲁本辛	片剂：15mg	平滑肌痉挛 出汗 尿频	15mg 口服 bid/tid	增加至最大剂量 30mg qid
硫酸奎宁	片剂：200 ～ 300mg	夜间腿抽筋	200 ～ 300mg 晚上服	与食物同服减少胃肠道刺激
利培酮	片剂：0.5、1、2、3、4 或 6mg 口崩片：0.5、1、2、3 或 4mg 液体：1mg/ml	精神病 谵妄 恶心 呕吐	精神病：1mg bid 谵妄：0.5mg bid 恶心：0.5mg 晚上服 呕吐：0.5mg 晚上服	精神病：第二天加量至 2mg bid，也可随后在专家监督下加量至 3mg bid，甚至更高 谵妄：每日增加 0.5mg，最大剂量 1mg bid 恶心 / 呕吐：通常最大剂量 1mg 晚上服

续表

药物	剂型	适应证	剂量	注释
番泻叶	片剂: 7.5mg 糖浆: 7.5mg/5ml	便秘	口服: 7.5～15mg 晚上服	使用阿片类药物的患者通常需要较大剂量。最大剂量30mg 晚上服，但是有报道过大至 60mg 通常和大便软化剂联合使用 刺激性泻剂促进小肠蠕动，通常可致腹部痉挛；在小肠梗阻患者中应避免使用
舍曲林	片剂: 50 或 100mg	抑郁 焦虑 淤胆性瘙痒	50mg qd	抑郁/焦虑: 必要时每周增加 50mg 直至 200mg；通常维持量为 50mg/d 淤胆性瘙痒: 7 天后必要时可增加剂量；通常维持剂量为 75～100mg qd
螺内酯	片剂: 25, 50 或 100mg	腹水	100mg qd 晨服	增加至最大剂量 400mg/d（分次给予） 利尿效果在 5 天可达到最大 若 Na$^+$ 浓度 < 120mmol/L 则停止使用
硫糖铝	片剂: 1g 混悬液: 1g/5ml	十二指肠和胃溃疡 慢性胃黏膜出血	十二指肠和胃溃疡炎: 2g bid 或 1g qid 表面出血: 1～2g	应服用 4～6 周。剂量可以增加到最大 8g/d。混悬液（用于口腔病变）或片剂磨碎（混于腔内凝胶中）可以用于表面出血

续表

药物	剂型	适应证	剂量	注释
他喷他多	正常释放: 50mg, 75mg 控释: 50, 100, 150, 200, 250mg	中到重度疼痛	初始 50mg q4~6h, 最大剂量 600mg/d; 也可以使用缓释制剂 50mg q12h, 最大剂量 500mg/d	这是一种新的分子, 它兼具阿片类及非阿片类药物的活性
替马西泮	片剂: 10mg 或 20mg 口服液: 10mg/5ml	失眠	10~20mg 晚上用	如果需要, 剂量可以增加到 30~40mg 通常是短期使用
沙利度胺	片剂: 25mg, 50mg 胶囊: 25mg	恶病质, 出汗	恶病质: 100~200mg 晚上服 出汗: 100~200mg 晚上服	胶囊必须完整吞服
曲马多	胶囊: 50mg 口崩片: 50mg 注射液: 50mg/ml	中到重度疼痛	50~100mg qid, 最大剂量 400mg/d	有 12 小时缓释剂型 (50, 100, 150, 200mg), 24 小时缓释剂型 (100, 150, 200, 300, 400mg); 与对乙酰氨基酚的复合制剂 (Tramacet: 曲马多 37.5mg+ 对乙酰氨基酚 325mg)
氨甲环酸	片剂: 500mg	毛细血管出血	口服: 1~1.5g bid/qid 表面用药: 0.5~1.0g 直接用于伤口	经口使用者, 一旦出血停止建议在 7 天后减少用药; 对表面使用的病例, 可以使用注射剂或者磨碎的片剂, 用药后 20 分钟观察效果

续表

药物	剂型	适应证	剂量	注释
文拉法辛	片剂：37.5 或 75mg	抗抑郁，抗焦虑，神经病理性疼痛，潮热	37.5～75mg bid	属于 SNRI 类药物。缓释剂型（75, 150, 225mg）必要时可以增加到 75mg bid。如果有专家建议，可以每 2～3 天增加 75mg 的速度增至最大剂量 375mg 用于焦虑时，使用 75mg 缓释剂型 qd。如果 8 周后仍无效则停用
唑来膦酸	静脉输注浓缩液：4mg/5ml	骨痛，高钙血症	4～8mg 每 4～6 周一次	破骨细胞重吸收抑制剂。对高钙血症的最大疗效在用药后 4 天出现。对骨痛的缓解可能会持续到 14 天。下颌骨坏死是潜在的并发症
唑吡坦	片剂：5 或 10mg	失眠	5mg 晚上服	必要时可以增加到 10mg 每晚
佐匹克隆	片剂：3.75 或 7.5mg	失眠	3.75mg 晚上服	如需要可以增加到 7.5mg

2. 步骤 2　复合制剂和每日吗啡等效剂量

制剂	组分	用法	每日最大剂量（mg）	每日吗啡等效剂量（mg）
Co-codamol 8/500	可待因 + 对乙酰氨基酚	每 4～6 小时 1～2 片	8	6.4
Co-codamol 8/400	可待因 + 阿司匹林	每 4～6 小时 1～2 片	8	6.4
Co-codamol 15/500	可待因 + 对乙酰氨基酚	每 4～6 小时 1～2 片	8	12
Co-codamol 30/500	可待因 + 对乙酰氨基酚	每 4～6 小时 1～2 片	8	24
Co-dydramol 10/500	双氢可待因 + 对乙酰氨基酚	每 4～6 小时 1～2 片	8	10
Remedeine 20/500	双氢可待因 + 对乙酰氨基酚	每 4～6 小时 1～2 片	8	20
Remedeine Forte 30/500	双氢可待因 + 对乙酰氨基酚	每 4～6 小时 1～2 片	8	30

3. 镇静催眠药 - 苯二氮䓬类的等效剂量

地西泮	5mg
氯丙嗪	15mg
氯硝西泮	0.5～1.0mg
劳拉西泮	500μg
氯甲西泮	0.5～1.0mg
硝西泮	5mg
奥沙西泮	15mg
替马西泮	10mg

4. 糖皮质激素的等效抗炎剂量

泼尼松	5mg
倍他米松	750μg
醋酸可的松	25mg
地夫可特	6mg
地塞米松	750μg
氢化可的松	20mg
甲泼尼龙	4mg
氟羟泼尼松龙	4mg

■ 参考文献

[1] Zigmond AS, Snaith RP The hospital anxiety and depression scale. Acta Psychiatr Scand. 1983; 67:361-70.

[2] Jacobsen PB, Donovan KA, Trask PC, et al. Screening for psychological distress in ambulatory cancer patients. Cancer. 2005; 103:1494-502.

[3] Hodkinson HM. Evaluation of a mental test score for assessment of mental impairment in the elderly. Age Ageing. 1972; 1:233-8.

[4] Cleeland CS, Ryan KM. Pain assessment: global use of the Brief Pain Inventory. Ann Acad Med Singapore. 1994; 23:129-38.

[5] Bennett M. The LANSS pain scale: the Leeds assessment of

neuropathic symptoms and signs. Pain. 2001; 92:147-57.

[6] Netter F. Dermatome map of the body. Atlas of human anatomy. 5th ed. Philadelphia: Saunders; 2010. p.159.

[7] Zeppetella G, Ribeiro MD. Episodic pain in patients with advanced cancer. Am J Hosp Palliat Care. 2002; 19:267-76.

缩 略 语

5HT   5-hydroxtryptamine or serotonin   5- 羟色胺或血清素

ACP   advance care planning   预立照顾计划

ACS   anorexia/cachexia syndrome   厌食 / 恶病质综合征

AIDS   acquired immune deficiency syndrome   获得性免疫缺陷综合征

ALA   α-lipoic acid   α 硫辛酸

ANH   artificial nutrition and hydration   人工营养和水化

APM   association for Palliative Medicine   缓和医疗学会

BPI   brief pain inventory   简明疼痛量表

CBC   complete blood count   全血细胞分析

CEA   carcinomebryonic antigen   癌胚抗原

CNS   central nervous system   中枢神经系统

COPD   chronic obstructive pulmonary disease   慢性阻塞性肺疾病

CPR   cardiopulmonary resuscitation   心肺复苏

CSCI   continuous subcutaneous infusion   持续皮下注射

CT   computed tomography   计算机断层扫描

CTZ   chemoreceptor trigger zone   化学感受器触发区

DNACPR   Do-not-attempt cardiopulmonary resuscitation   不做心肺复苏

DNAR   do-not-attempt resuscitation   不尝试复苏

DSM   diagnostic and statistical manual of mental disorders   精神疾病诊断与统计手册

DVLA	driver and vehicle liscensing agency	车管所
ECOG	Eastern Co-operative Oncology Group	东部肿瘤协作组
G-CSF	granulocyte colony-stimulating factor	粒细胞集落刺激因子
GI	gatrointestinal	消化道
GSF	gold standards framework	金标准框架
GP	general practitioner	全科医生
HADS	hospital anxiety and depression scale	住院焦虑抑郁量表
Hb	hemoglobin	血红蛋白
LANSS	leeds assessment of neuropathic signs and symptoms	利兹神经病理性疼痛症状体征评估量表
LCP	liverpool care pathway	利物浦照护路径
LFT	liver function test	肝功能检查
MAOI	monoamine oxidase inhibitor	单胺氧化酶抑制剂
MRI	magnetic resonace imaging	磁共振
NRS	numerical rating scale	数值评分量表
NSAID	non-steroidal anti-inflammatory drug	非甾体类抗炎药
PPC	preferred priorities for care	患者希望得到的照顾
PPI	proton pump inhibitor	质子泵抑制剂
SCC	spinal cord compression	脊髓压迫
SSRI	selective serotonin reuptake inhibitor	选择性五羟色胺再摄取抑制剂
SVC	superior vena cava	上腔静脉
SVCO	superior vena cava obstruction	上腔静脉阻塞
SVCS	superior vena cava syndrome	上腔静脉综合征
TCA	tricyclic antidepressant	三环类抗抑郁药
U&Es	urea and electrolyte	尿素和电解质

VAS	visual analog scales	视觉模拟量表
WHO	World Health Organization	世界卫生组织
bid	每日 2 次	
cap	胶囊	
inj	注射	
iv	静脉注射	
mixt	混合物	
qd	每日 1 次	
po	口服	
pr	置肛	
prn	必要时	
q3h	每 3 小时 1 次	
q4h	每 4 小时 1 次	
q6h	每 6 小时 1 次	
q8h	每 8 小时 1 次	
qid	每日 4 次	
sc	皮下	
sl	舌下含服	
stat	立刻	
supp	塞剂	
tab	片剂	
tid	每日 3 次	